좋은 정신과적 관리와
변증법적 행동치료의 통합

좋은 정신과적 관리와 변증법적 행동치료의 통합

통합을 위한 임상 가이드

Anne K.I. Sonley • Lois W. Choi-Kain 지음 | 이창훈 옮김

圖書出版 하나醫學社

Good Psychiatric Management and Dialectical Behavior Therapy
: A Clinician's Guide to Integration and Stepped Care

authored by Anne K.I. Sonley, J.D., M.D., FRCPC
&
Lois W. Choi-Kain, M.D., M.Ed.

First Published in the United States by the American Psychiatric Association, Washington DC, USA.

First Published in the Republic of Korea, by Hana Medical Publishing Co. in Korean. Hana Medical Publishing Co. is the exclusive publisher of Good Psychiatric Management and Dialectical Behavior Therapy, First Edition (Copyright © 2021) authored by Anne K. I. Sonley, J.D., M.D., FRCPC, and Lois W. Choi-Kain, M.D., M. Ed. in Korean for distribution Worldwide.

이 책의 모든 정보는 출판 당시의 일반 의학 및 정신의학적 기준과 일치하며, 약물 용량, 약물치료 스케줄, 투여 방법은 출판 당시의 미국식품의약국(FDA)과 의학계의 기준을 따랐음을 알립니다. 그러나 의학 연구와 임상의 발전에 따라 치료 기준은 바뀌게 됩니다. 어떤 특정한 상황에서는 이 책이 다루지 않는 특별한 치료가 필요할 수도 있습니다. 이런 이유로 독자들은 자신이나 가족을 직접 치료하는 치료자의 조언을 따를 것을 권합니다.

미국정신의학회 출판사의 책은 각 저자의 연구, 결론, 관점을 담고 있으며, 이것이 미국정신의학회나 미국정신의학회 출판사의 정책과 의견을 나타내는 것은 아닐 수 있습니다

목 차

이 책에 도움을 주신 분들

Lois W. Choi-Kain, M.D., M.Ed.

Gunderson 성격장애 연구소(Massachusetts, Belmont) 감독
Harvard 의과대학(Massachusetts, Boston) 정신과 조교수

Gabrielle Ilagan, B.A.

Gunderson 성격장애 연구소(Massachusetts, Belmont, McLean 병원) 임상연구 조교

Evan Iliakis, B.A.

Perelman 의과대학(Pennsylvania, Philadelphia, Pennsylvania 대학) 의대생

Paul S. Links, M.D., M.Sc., FRCPC

McMaster 대학(Canada, Ontario, Hamilton) 정신의학 및 행동 신경과학과 교수

Shelley McMain, Ph.D., C.Psych.

Toronto 대학 정신과 조교수 및 감독(정신치료, 인문학, 정신사회 개입 분야)
중독 및 정신건강 센터(Canada, Ontario, Toronto)의 경계선 성격장애 클리닉 책임자

Deanna Mercer, M.D., FRCPC

Ottawa 대학 정신과 조교수
Canada 정신건강연합(Ontario, Ottawa)의 경계선 성격장애 클리닉

Anne K.I. Sonley, J.D., M.D., FRCPC
Toronto 대학 강사
중독 및 정신건강 센터(Canada, Ontario, Toronto)의 경계선 성격장애 클리닉 정신과 의사

경쟁적 이해관계에 대한 공개

다음의 저자들은 아래 나열된 것과 같이 상업적 지지자, 상업 제품 제조회사, 상업적 서비스 제공자, 비정부 조직, 정부 관계 처에 재정적인 이해관계가 있음을 밝힌다.

Lois W. Choi-Kain, M.D., M.Ed.
저작권: 미국정신의학회 출판사 American Psychiatric Association Publishing(저자/편집자)
Harvard 평생교육원(과정 감독)
Springer(저자/편집자)

Paul S. Links, M.D., M.Sc., FRCPC
저작권: 미국정신의학회 출판사(『경계선 성격장애를 위한 좋은 정신과적 관리 핸드북』)

다음 저자들은 이 책의 내용과 관련하여 어떤 재정적 이득이나 경쟁적 이해관계가 없음을 밝힌다.

Gabrielle Ilagan, B.A.
Evan Iliakis, B.A.
Shelley McMain, Ph.D., C.Psych.
Deanna Mercer, M.D., FRCPC
Anne K.I. Sonley, J.D., M.D., FRCPC

일러두기

이 책은 힘든 시기에 만난 뜻밖의 행운으로부터 시작되었다. John Gunderson과 내가(L.C.-K.) 함께 작업했던 마지막 책, 『모든 상황에서 적용 가능한 경계선 성격장애를 위한 좋은 정신과적 관리: 임상 가이드Applications of Good Psychiatric Management for Borderline Personality Disorder: A Practical Guide』(Choi-Kain과 Gunderson 2019)에서 나는 Deanna Mercer와 Paul Links에게 제13장, 「변증법적 행동치료(DBT)와의 통합」을 함께 집필해 줄 것을 부탁했다. 그들이 쓴 70페이지가 넘는 초고를 받았을 때, 우리는 곧바로 이 프로젝트의 중요성을 깨달았다. 이전 책에서는 *임상 가이드*의 목적에 맞게 그 초고가 상당 부분 수정되었지만, 이 책은 초고를 전체적인 기초로 삼았다.

GPM은 Shelley가 수행한 DBT와 GPM의 비교연구를 통해 유명해졌다고 할 수 있다. 토론토 대학의 고년 차 전공의였던 Anne Sonley는 중독 및 정신건강 센터에서 시행하는 Shelley McMain의 DBT 프로그램에 참여했었다. 나는 Anne의 요청으로, 현재 'Gunderson 성격장애 연구소'로 명칭이 바뀐 성인 경계선 장애 센터 및 연수원the Adult Borderline Center and Training Institute에서 그녀가 수련을 받을 수 있도록 했다. Anne은 2018년 여름, 보스턴으로 건너와서 6개월간의 연구 로테이션을 했는데, 그때는 우리가 『Practical Guide』를 편집하는 데 전념하고 있을 때였다. DBT 수련 당시, Anne이 우수했기 때문에 그녀에게 DBT와 GPM 챕터를 배정하였는데, Anne은 DBT와 GPM의 유사점에 대한 포괄적이고 방대한 내용을 절반으로 요약하는 작업을 훌륭하게 해냈다. 이 프로젝트에 그녀가 기여한 부분은 상당하다. 초안작성부터 시작해서 이 책을 만드는 데에 전력으로 헌신했다. Anne은 이 책에 주된 공헌을 한 Deanna와 Paul과 함께 작업했고, 그뿐 아니라 Shelley McMain의 도움을 받아, 이 책의 제5장 「변증법적 행동치료의 툴 키트」를 썼다. 그것은 지금껏 내가(L.C.-K.) 읽은 DBT 자료 중 최고라고 할 수 있다. Anne은 이 책에서 Shelly McMain과 Paul Links라는 두 인물을 DBT와 GPM의 비교실험의 중심에 두었고, 우리와 Deanna Mercer와 함께 내용을 줄이고 압축하여 GPM와 DBT의 적용성을 확장시켰다. Anne은 경계선 성격장애(BPD) 환자와 그 환자들을 더 잘 치료하려고 애쓰는 임상가를 위해서, 효과적인 치료의 접근성을 향상시키는 사명을 가진 전문가이자 협력자로 성장하고 있다. 개인적으로 나는 그녀의 성장을 기쁜 마음으로 지켜보고 있다. Anne은 자신이 한 작업을 통해, 젊은 전문가들이 경력 초기에도 진지한 헌신을 할 수 있고, 좋은 훈련을 받으면서 자신의 분야를 발전시킬 수 있다는 사실을 증명했다.

내가(A.S.) 이 프로젝트에 참여할 수 있도록 지지하고, 멀리 캐나다에서 온 나를 보스턴에서 따뜻하게 맞아주었던 Lois Choi-Kain에게 감사를 표하는 것으로 시작하고 싶다. 또한, Gunderson residence와 McLean 병원의 의료진과 직원들에게 감사드린다. 특히 나의 가족, Evan, Gabs, Leila, Amanda, Lauren, Alex, Justin과 Kim에게 감사하고 싶다. 또 Deanna Mercer에게 개인적으로 감사하고 싶다. 왜냐면 그녀가 쓴 DBT와 GPM의 통합을 주제로 한 긴 글은 이 책에 대한 영감을 주었고, 나 역시 그녀의 성격장애에 대한 강의를 듣고 감명을 받아 이 분야에 뛰어들게 되었기 때문이다. 토론토에서 나의 멘토였던, Shelley McMain과 Carmen Wiebe에게 그리고 나에게 좋은 DBT를 제공하는 방법을 지속해서 가르쳐 준 클리닉의 임상의들에게 감사드린다. 좋은 DBT와 좋은 GPM을 제공하는 방법이 무엇인지 나를 일깨우고 가르쳐주었던 지금까지의 환자들에게 감사드린다. 특히 이 책에 대해 피드백을 해주었던 나의 친구이자 일반의인 Jacky, Courtney, Rayanne, Smrita, Dorothy에게 감사하며, 그 누구보다 더 많은 시간을 들여서 이 원고를 읽고 또 읽어

준 내 파트너 Gil에게 감사하고 싶다.

직함은 연구보조원이지만 실제로는 Gunderson 성격장애 연구소에서 시행되는 모든 작업의 주요 협력자인 Evan Iliakis와 Gabrielle(Gabs) Ilagan에게 우리 두 사람(L.C.-K.와 A.S.)의 감사를 전한다. Evan과 Gabs는 최종 원고의 편집에 상당한 기여를 했다. 그들의 헌신이 없었다면, 이 일을 완수할 수 없었을 것이다.

마지막으로, 우리는 고인이 된 John G. Gunderson을 기념하려 한다. 그는 끊임없는 헌신으로 BPD 환자와 그 가족을 돕기 위한 관리 방법을 발전시켰다. BPD 진단을 확립하고, 그 증상, 다른 정신질환과의 관계, 장기적인 경과, 유전학, 치료법들을 설명하는 데 공헌했다. 그의 모든 공헌에 경의를 표한다. 특히, John은 GPM을 널리 전파하려고 노력했고, 이로써 만성적인 자살사고와 자해의 문제를 가진 환자들이 치료에 쉽게 접근할 수 있게 되었다. 그는 세상을 떠나기 전, 그가 남긴 모든 것이 그에게는 바로 자신의 내세라고 생각한다고 하면서, 평생 동안 가르친 훈련생들이 자신의 유산이라고 했다. 이 책과 GPM을 통해 Gunderson의 헌신적인 정신, 즉 BPD 환자를 더 돕고자 하는 그의 정신은 생생히 살아있게 될 것이다. 또 이 책과 GPM은 BPD 환자들이 더 나아질 수 있으며, 또 모든 정신건강 전문가들이 그들을 도울 수 있다는 것을 증명한다.

Lois W. Choi-Kain, M.D., M.Ed.

Anne K.I. Sonley, J.D., M.D., FRCPC

참고문헌

Choi-Kain LW, Gunderson JG (eds): Applications of Good Psychiatric Management for Borderline Personality Disorder: A Practical Guide. Washington, DC, American Psychiatric Association Publishing, 2019

소개

Lois W. Choi-Kain, M.D., M.Ed.
Anne K.I. Sonley, J.D., M.D., FRCPC

BPD의 치료: 무엇이 효과가 있나?

지난 30여 년간, 경계선 성격장애borderline personality disorder(BPD)의 치료는 근거기반 정신치료의 발달에 힘입어 엄청난 발전을 보였다. 감정장애, 자해 및 자살 행동, 충동성 및 대인관계 불안정성 등의 복잡한 프로파일을 가지고 있는 BPD가 실제로 효과적으로 치료될 수 있다는 새로운 희망을 가져다준 현대 치료법 중 가장 최초의 것이 바로 변증법적 행동치료dialectical behavior therapy(DBT; Linehan 1993)이다. BPD의 이환율, 사망률과 표준치료가 지속적으로 개선되지 못한 것을 감안하면, 임상의들이 이러한 환자들을 치료하는 데 주저해온 것을 이해할 만하다. BPD 치료에 특별히 맞추어진 경험적으로 검증된 매뉴얼화된 치료법들이 개발되면서 BPD의 치료에 대한 임상의들의 시각이 점차 낙관적으로 바뀌게 되었다.

DBT 외에도 마음헤아리기 치료mentalization based treatment(MBT; Bateman과 Fonagy 1999, 2009), 전이초점치료transference-focused psychotherapy(TFP; Clarkin 등 2007; Doering

등 2010) 및 스키마 중심치료schema-focused therapy(SFT; Giesen-Bloo 등 2006)와 같은 여러 근거기반 치료법이 BPD에 대한 효과적인 치료법에 추가되었다. 이러한 치료는 자해와 자살 행동을 현저히 감소시켜 의료이용률이 감소하는 효과를 낳았다. 평균 환자 한 명당 연간 2,987.82달러의 비용이 절감된 것이 확인되었다(Meuldijk 등 2017). 이 분야의 전문가들은 여러 가지 근거기반 치료법들이 치료 효과에 기여하는 공통 요인을 확인하려고 노력해왔다. Glen Gabbard는 "경계선 성격장애에 대해 우리가 가지고 있는 지식을 바탕으로 한 신중하고 체계적인 접근법이라면, 이론적 기반이나 기술적 접근법에 상관없이 모든 치료법이 잠재적으로 효과적일까?"라는 핵심적인 질문을 던졌다(Gabbard 2007, p.854).

이러한 치료가 효과를 내는데 중심적인 역할을 하는 핵심적 특징이 여섯 가지가 있다(Bateman 2012; Sledge 등 2014; Weinberg 등 2011). 첫째, 구조화된 매뉴얼에는 명확한 치료의 틀이 있어서 예측 가능한 일반적인 문제에 대해 명확한 권장사항을 제시한다. 스트레스 상황에서 순간적인 반응이 아닌 합리적인 권장사항을 제시하는데, 이는 전문가와 환자 모두에게 임상 지도clinical map가 된다. 둘째, 깊이 있게 잘 설명된 정신병리의 모델은 임상의들과 환자들이 해결하려고 하는 문제들을 이해하는데 도움이 된다. 셋째, 정서 과정에 초점을 맞추어 환자가 그들의 행동이 어떻게 감정에 반응하여 일어나는지를 배울 수 있게 한다. 넷째, BPD의 근거기반치료는 임상의가 모든 답을 알고 문제를 해결하기보다는, 환자가 선제적 태도를 가지도록, 변화를 위한 태도를 환자의 내면에 심는다. 다섯째, 임상의들은 적극적인 태도로 지금 여기에 초점을 맞추고, 종종 그들의 내적인 경험을 드러내기도 한다. 여섯째, BPD에 효과적이라고 증명된 모든 치료는 이 질환 고유의 대인관계 문제에 있어 중요한 치료관계, 공감적 수인empathic validation, 협력적 자세에 초점을 맞춘다.

좋은 소식은 임상의들과 BPD 환자들에게 이런 치료법들의 선택지가 굉장히 많아졌다는 것이고, 나쁜 소식은 이러한 특수치료들을 시행하는 전문가의 수가 제한되어있어 접근성이 여전히 낮다는 것이다(Iliakis 등 2019). 이런 특수치료법들이 BPD에 효과가 있지만, 상당한 훈련과 지도감독을 요하고 임상에 활용할 만큼 수련이 되려면 상당한 시간이 필요하다(Choi-Kain 등 2016, Iliakis 등 2019). 특수치료는 고가의 비용이 드는 데다 기관의 지원이 많지 않고, 직원 유지도 어려워 현실적으로 특수 치료법들은 고전을 면치 못하고 있다(Bales 등 2017, King 등 2018, Swales 등 2012). BPD는 임상현장에서 흔히 접하는 질환이지만, 이 치료에 대해 충분한 훈련을 받은 임상의들이 부족하고 대기 기간이 길어 환자들이 특수치료를 이용하기가 쉽지 않다. 사실 응급실, 입원 병동, 일차 의료기관에서 BPD의 특수치료를 의뢰하면 배정이 되기까지 상당한 시간이 걸린다. BPD 환자들에게 적절한 관리이면서도 덜 특수한 치료라면 접근이 보다 용이하지 않을까? BPD의 근거기반 특수치료의 접근성이 현저히 낮으므로, 효과적인 치료의 이용 가능성을 높이기 위한 방법을 강구하는 것이 필요하다.

BPD 치료를 위한 일반적 임상 관리는 BPD 관리의 접근성을 높일 수 있는 접근법이다. 임의 대조군 실험에서 특수치료를 '치료 대기 상태'나 '일상적 치료'의 효과와 비교하여 특수치료의 효과가 증명된 이후, 연구자들은 이 효과가 특이적 접근과 테크닉에 의한 것인지 증명하기 위해서는 보다 강력하게 비교 대상이 되는 치료로 실험 연구를 할 필요가 있다고 느꼈다. 과학적으로 엄격한 대규모의 임의 대조군 연구를 통해, BPD의 외래 정신치료로 일반치료와 비교한 특수치료법은 DBT와 MBT이다. 이 실험들에서 일반치료는 BPD의 전문가들이 만들었는데, 그들은 매뉴얼화된 국립 가이드라인을 가지고 임상의들을 훈련시켰고(미국정신의학회 2001, 영국 국립보건임상연구원National Institute for Health and Care Excellence 2009), 그것은 특수치료법의 이론과 테크닉에 의존하지 않는 정신치료로 구성되었다.

캐나다에서는 Shelley McMain이 BPD 환자들에게 1년간 일반 정신과적 관리(GPM)와 DBT를 시행하고, 치료 직후와 2년 후의 결과를 발표하였다(McMain 등 2009, 2012). 이 연구에서, DBT는 매주 개인치료, 매주 그룹치료, 24시간 코칭, 주간 임상의 회의로 구성된 표준 형태로 제공되었다. 대조적으로 GPM은 매주 개인치료와 주간 임상의 회의로만 이루어졌다. 놀랍게도 DBT가 GPM보다 효과가 있을 것이라는 예상을 엎고 두 치료의 결과에 차이가 없었다. 똑같이, 영국에서는 Anthony

Bateman과 Peter Fonagy가 구조화된 임상 관리와 MBT를 시행했을 때, BPD에 공존질환이 있는 환자들에서는 MBT가 더 효과적이었지만, 두 치료법 모두 BPD 환자들이 유의미하게 호전되었다고 발표했다(Bateman과 Fonagy 2009, 2013).

GPM과 같은 BPD를 위한 일반치료는 질환 관리의 선택지를 넓혀 BPD 치료의 새로운 지평을 열었고, 그리하여 더 많은 정신건강 전문가들이 BPD 환자를 치료하기 위해 충분한 교육을 받을 수 있게 되었다. 일반치료가 용이하다고 해서 근거기반 특수치료를 사용하면 안 된다는 의미가 아니라, 특수치료는 특별한 환자군을 위한 집중적인 치료 자원으로 남겨놓는 것이 더 나을 수 있다는 것이다. BPD의 치료에는 단일 치료법만 있는 게 아니라, 다양한 임상 단계, 상황, 세팅에 따라, 또 집중적 정신치료에 대한 동기나 준비된 정도에 따라 맞춰질 수 있다. 우리는 이 매뉴얼을 통해 특수치료의 이용이 쉽지 않은 세팅에서 단계적 관리 모델[stepped care model]을 활용하는 틀을 제공할 것이다. 우리는 모든 임상의가 배울 수 있고, 단계적 관리 모델에서 DBT와 같은 특수치료의 이전 단계로 활용할 수 있는(DBT 기술 그룹과 통합하거나 약식의 DBT 형태, 혹은 DBT에 효과가 없거나 준비되지 않는 환자에게 플랜 B로서) 기본적 토대로 GPM의 원칙을 제안한다.

GPM과 DBT: 효과적인 것의 통합

우리는 이 책에서, BPD의 일반치료와 효과적인 BPD 치료의 공통요소에 대해 우리가 아는 것을 바탕으로, DBT와 MBT와 같은 근거기반치료가 제한적이거나 이용 불가능한 상황에서 BPD 환자에게 어떻게 치료를 제공할 수 있는지에 대한 틀을 제안한다. 합리적인 근거, 공중보건자원의 실용적 배분, BPD의 근거기반치료를 활용한 실제 임상경험의 측면에서 무엇이 효과가 있는지 등, 우리는 실용주의를 최우선으로 한다.

이 매뉴얼은 일반적 모델인 GPM을 설명하면서, 특수치료인 DBT로부터 나온 원칙을 통합했다. GPM은 최소의 훈련을 요하는 BPD 치료법으로(부록 E를 보라), 일반의가 배우고 사용할 수 있도록 유연하게 만들어졌다. 우리는 핵심 개념을 압축하여 소개하고, 또한 BPD에 효과적인 치료 중 가장 강력한 근거를 기반으로 한 DBT의 도구도 소개할 것이다(Stoffers 등 2012). DBT는 BPD 치료에 최적화된 표준이지만 일반의가 활용하기에는 어려움이 많다. 모든 임상의가 배울 수 있는 GPM을 DBT의 테크닉에 초점을 맞추어 결합한다면, 일반의가 활용할 수 있는 최고의 일반치료와 특수치료를 혼합한 유용한 치료를 제공할 수 있다.

제1장에서는 GPM과 DBT에 관한 개관으로 시작하여 각 모델에서 BPD의 개념을 어떻게 이해하는지를 폭넓게 다룬다. 제2장에서는 BPD의 단계적 관리 모델을 소개하는데, 이는 임상 단계와 관심사, 이용 가능한 자원에 맞추어 환자를 관리하는 보다 단순하고 덜 집중적이고 덜 특수한 접근을 제안하고 있다. 단계적 관리는 GPM, DBT, 그 외 모든 BPD 특수치료를 이용할 수 있는 방법을 제공한다. 제3장, 제4장에서는 DBT와 GPM에 있는 공통의 원칙을 살펴볼 것이다. 이것은 임상적 태도, 치료의 구조, 위기관리의 방법을 포함하며, 어떤 임상가라도 그들의 진료에 적용할 수 있을 것이다. 각 치료에 특이적인 테크닉은 제5장, 제6장, DBT와 GPM의 툴 키트tool kit에서 더 자세하게 다룰 것이다. 이 툴 키트는 임상의들을 위해서 각 치료의 중요한 기술과 테크닉을 요약한 것이다. 제7장은 같은 임상 시나리오에서 DBT와 GPM을 각기 어떻게 적용할지 보여주는 사례 모음으로 이루어져 있다. 사례 모음은 BPD의 특수치료를 이용할 수 없거나 적용하기가 어려운 상황일 때, DBT와 GPM이 어떻게 일차관리 세팅이나 응급실, 일차 보건 세팅에 통합될 수 있는지를 보여줄 것이다. 전공의나 일반의로서는 DBT로 바로 의뢰할 수 없을 때가 종종 있고, 정신과 전문의라도 대부분 지역에서 정신과적 서비스에 제약이 있다. 제8장은 임상의가 BPD 환자를 이해하고 관리하는 데 도움이 되는 핵심 요점을 통합하여 요약하고 있다.

어떤 전문가에게는 BPD를 위한 근거기반 특수치료에 관심을 가지고 슈퍼비전을 받으며 그것을 시행하는 것이 임상상황에서 어렵지 않겠지만, 이 책은 BPD를 위한 근거기반치료를 이용하기 힘든 지역사회에서 일하고 있는 정신과 전문의, 사회사업가, 정신건강 간호사, 정신과 전공의, 가정의학 전문의, 심리치료사나 그 외 정신건강에 종사하는 전문가들을 위해 쓰였다. 우리는 이 책에서 BPD 환자들과 함께 작업하기 위한 개념, 테크닉, 툴을 소개한다. DBT나 GPM을 심도 깊이 설명하는 것이 아니라 GPM과 DBT를 통합시키거나 단계적으로 적용한 치료를 어떻게 제공할 수 있는지에 대한 개관을 제공하는 것이 목적이다. 우리의 희망은 이 매뉴얼이 일반 정신보건 전문가들로 하여금 어떤 치료도 이용하기가 힘든 BPD 환자에게 '충분히 좋은good enough' 관리를 할 수 있게 돕는, 일종의 안내서를 제공하는 것이다. BPD의 전문가인 John Gunderson의 말을 빌리면, "만약 당신이 해를 끼치지 않을 만큼만 충분히 안다면, 놀랍게도 그것으로 충분히 도울 만큼 아는 것입니다."(Gunderson과 Links 2014, p. 4.)

참고문헌

American Psychiatric Association: Practice guideline for the treatment of patients with borderline personality disorder. Am J Psychiatry 158 (10 suppl):1–52, 2001

Bales DL, Verheul R, Hutsebaut J: Barriers and facilitators to the implementation of mentalization-based treatment (MBT) for borderline personality disorder. Pers Ment Health 11:118–131, 2017

Bateman AW: Treating borderline personality disorder in clinical practice. Am J Psychiatry 169(6):560–563, 2012

Bateman A, Fonagy P: Effectiveness of partial hospitalization in the treatment of borderline personality disorder: a randomized controlled trial. Am J Psychiatry 156(10):1563–1569, 1999

Bateman A, Fonagy P: Randomized controlled trial of outpatient mentalization based treatment versus structured clinical management for borderline personality disorder. Am J Psychiatry 166(12):1355–1364, 2009

Bateman A, Fonagy P: Impact of clinical severity on outcomes of mentalization based treatment for borderline personality disorder. Br J Psychiatry. 203(3):221–227, 2013

Choi-Kain LW, Albert EB, Gunderson JG: Evidence-based treatments for borderline personality disorder: implementation, integration, and stepped care. Harv Rev Psychiatry 24(5):342–356, 2016

Clarkin JF, Levy KN, Lenzenweger MF, Kernberg OF: Evaluating three treatments for borderline personality disorder: a multiwave study. Am J Psychiatry 164(6):922–928, 2007

Doering S, Hörz S, Rentrop M, et al: Transference-focused psychotherapy v. treatment by community psychotherapists for borderline personality disorder: randomised controlled trial. Br J Psychiatry 196(5):389–395, 2010

Gabbard GO: Do all roads lead to Rome? New findings on borderline personality disorder. Am J Psychiatry 164(6):853–855, 2007

Giesen-Bloo J, van Dyck R, Spinhoven P, et al: Outpatient psychotherapy for borderline personality disorder: randomized trial of schema-focused therapy vs transference-focused psychotherapy. Arch Gen Psychiatry 63(6):649–658, 2006

Gunderson JG, Links P: Handbook of Good Psychiatric Management for Borderline Personality Disorder. Washington, DC, American Psychiatric Publishing, 2014

Iliakis EA, Sonley AKI, Ilagan GS, Choi-Kain LW: Treatment of borderline personality disorder: is supply adequate to meet public health needs? Psychiatr Serv 70(9):772–781, 2019

King JC, Hibbs R, Saville CWN, Swales MA: The survivability of dialectical behavior therapy programmes: a mixed methods analysis of barriers and facilitators to implementation within UK healthcare settings. BMC Psychiatry 18(1):302, 2018

Landes SJ, Rodriguez AL, Smith BN, et al: Barriers, facilitators, and benefits of implementation of dialectical behavior therapy in routine care: results from a national program evaluation survey in the Veterans Health Administration. Transl Behav Med 7(4):832–844, 2017

Linehan MM: Cognitive-Behavioral Treatment of Borderline Personality Disorder. New York, Guilford, 1993

McMain SF, Links PS, Gnam WH, et al: A randomized trial of dialectical behavior therapy versus general psychiatric management for borderline personality disorder. Am J Psychiatry 166(12):1365–1374, 2009

McMain SF, Guimond T, Streiner DL, et al: Dialectical behavior therapy compared with general psychiatric management for borderline personality disorder: clinical outcomes and functioning over a 2-year follow-up. Am J Psychiatry 169(6):650–661, 2012

Meuldijk D, McCarthy A, Bourke ME, Grenyer BFS: The value of psychological treatment for borderline personality disorder: systematic review and cost offset analysis of economic evaluations. PLoS One 12(3):e0151592, 2017

National Institute for Health and Care Excellence: Borderline Personality Disorder: Treatment and Management (Report No CG78). London, National Institute for Health and Care Excellence, 2009

Sledge W, Plakun EM, Bauer S, et al: Psychotherapy for suicidal patients with borderline personality disorder: an expert consensus review of common factors across five therapies. Borderline Personal Disord Emot Dysregul 1:16, 2014

Stoffers JM, Völlm BA, Rücker G, et al: Psychological therapies for people with borderline personality disorder. Cochrane Database Syst Rev (8):CD005652, 2012

Swales MA, Taylor B, Hibbs RA: Implementing dialectical behavior therapy: programme survival in routine healthcare settings. J Ment Health 21(6):548555, 2012

Weinberg I, Ronningstam E, Goldblatt MJ, et al: Common factors in empirically supported treatments of borderline personality disorder. Curr Psychiatry Rep 13(1):60–68, 2011

A Brief Overview of GPM and DBT

제1장

좋은 정신과적 관리와 변증법적 행동치료의 개요

Anne K.I. Sonley, J.D., M.D., FRCPC
Lois W. Choi-Kain, M.D., M.Ed.

이 장에서는 좋은 정신과적 관리good psychiatric management(GPM)와 변증법적 행동치료dialectical behavior therapy(DBT)의 이론, 일반 원칙, 목표, 구조를 소개할 것이다. 그리고 이 장은 두 치료법의 호환성에 초점을 맞추고 어떻게 함께 적용할 수 있는지에 대한 예시를 보여주는 것으로 마무리할 것이다.

좋은 정신과적 관리의 개요

'좋은 정신과적 관리'는 John Gunderson이 일반 정신과적 관리general psychiatric management에 새롭게 붙인 명칭으로, 경계선 성격장애borderline personality disorder(BPD) 환자를 치료하는 일반 임상가들에게 맞춘 원칙 중심의 치료법이다. 이 치료법은 BPD 증상을 완화시키고 관리하기 위해서, 진단의 공개, 심리교육, 책임감 고취와 같은 근본적인 임상 과제를 치료의 핵심에 둔다. 또한, BPD 증상을 이해하고 관리하기 위한 이론적 모델을 제공한다.

GPM은 BPD 환자들이 대인관계에서 과민한 유전적 소인을 가지고 태어난다는 가설 모델을 제안한다. 결과적으로 BPD 환자들은 안정적인 대인관계를 형성하거나 직장과 학업에서의 목표 달성을 방해하는 특징적인 대인관계 패턴을 가지게 된다. [그림 1.1]은 이런 패턴의 원형을 보여준다.

BPD 환자들이 다른 사람과 연결되어 있다고 느낄 때는 증상이 줄어들고, 보다 효율적이며 새로운 것을 배우는 것이 수월하다. 그러나 여전히 다른 사람을 이상화하기 쉽고 거절의 신호에 매우 민감하다. 그들이 진짜 거절당하거나 거절당했다고 느껴서 대인관계에 위협을 느끼면, 다른 사람에게 화를 내기 시작하고 남을 비하하는 증상들이 드러나기 시작한다. 이때까지는 화는 나 있어도 다른 사람들과 관계를 맺을 수 있다. 만약 대인관계에 위협을 느낄 때 다른 사람들로부터 지지를 받는다면, 그 환자는 '연결된' 상태로 되돌아간다. 그러나 환자가 화를 내며 남을 비하할 때 다른 사람들이 그에게서 멀어지면, 환자는 스트레스를 받고 자해, 편집증, 해리를 보이고, 약물남용, 병적인 식사행동, 과소비, 무분별한 성관계, 위험천만한 운전과 같은 충동적 행동을 하게 된다. 증상이 이 정도가 되면 BPD 환자에게 말로 소통하는 것이 어렵기 때문에 환자의 협조를 얻어 개입하는 것은 힘들다. 환자가 자기를 보호해 주는 사람이나 환경이 없이 혼자 남겨진다면, 절망감에 빠져 자살 행동을 하게 될 수도 있다. 이때 치료자나 가족, 친구 등 다른 사람이 일방적으로 환자를 안전한 세팅에(입원이나 자살방지를 위한 지속적 감시) 두기도 하는데, 그렇게 하면 환자가 연결된 상태로 회복될 수 있겠지만, 다른 사람의 주도하에 환자의 문제를 해결하는 순환 구도를 만들게 된다. 그렇게 된다면 결국 병적인 의존이 강화될 수 있다.

이런 순환을 몇 가지 방법으로 막을 수 있다. 한 가지 방법은 환자가 이런 패턴을 깨닫고 대인관계에서의 공통적인 스트레스 요인을 알아채도록 돕는 것이다. 환자가 증상 순환 모델에서 위협받는 상태 이전에, 충동적인 행동을 하기 전에, 절망에 빠져서 자살 시도를 하기 전에 치료자와 환자가 함께 협력하여 개입할 수 있다. 치료자와 환자가 문제를 이해하고 해결하기 위해, 보다 효과적으로 협력하기 위해서는 위험한 행동이나 자살 행동으로 점점 나빠지기 전, 조기에 개입하는 것이 중요하다. GPM 치료자는 환자에게 위협받는 상태가 될 때를 미리 대비하도록 조언한다. BPD 환자가 보다 사회적인 방식으로 행동하여 다른 사람들이 그들과 함께 있고 싶게 만들고, 지지체계를 보다 확충하여 환자가 배타적 관계(예: 연애 관계)에 덜 매달리고 감정 기복이 덜 하도록 함으로써, BPD 환자가 견디기 힘든 외로운 상황에 놓이지 않도록 환자와 치료자가 협력할 수 있다. 자립 능력을 키우고 타인에 대한 의존을 낮추는 것이 중요한데, 이것이 BPD 환자가 다른 사람의 반응에 영향을 덜 받도록 완충작용을 하기 때문이다.

이런 패턴을 깨닫는 것과 더불어, 치료자는 환자와 치료 동맹을 형성하여 환자가 치료자와 연결되었다고 느끼도록 하게 한다. 치료 동맹은 치료자의 솔직한 피드백과 일관되고 반응적이며 궁금해하는 태도를 통해 강화된다. 감사할 때만 아니라 화가 나서 비난할 때에도 치료자와 변함없이 유지되고 믿을 수 있는 '충분히 좋은' 관계를 맺는 경험을 통하여, 환자는 보다 안정되고 일관된 정체성을 형성하게 된다. 이러

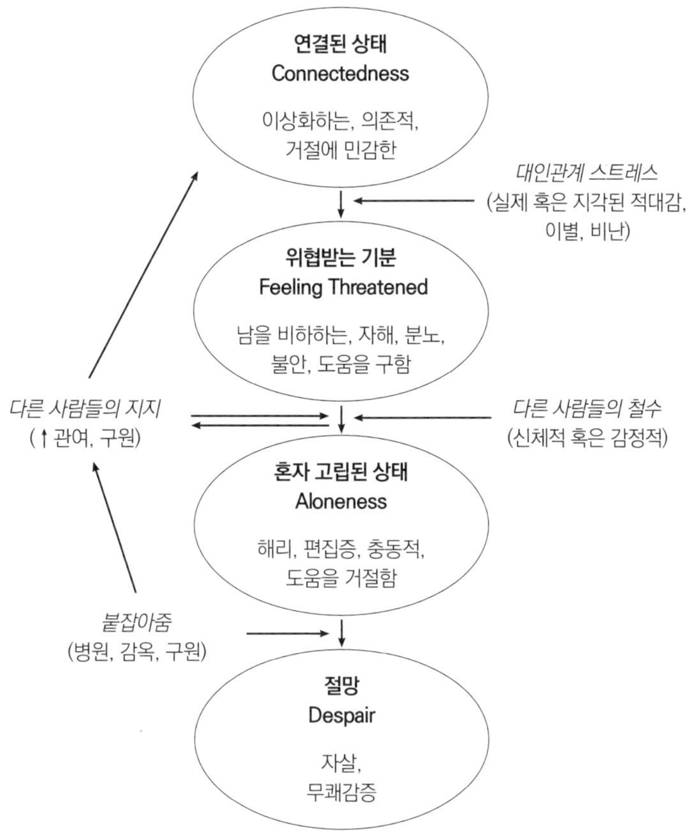

[그림 1.1] 경계선 성격장애의 대인관계 일관성 모델

출처. Reprinted from Gunderson JG, Links P: *Handbook of Good Psychiatric Management for Borderline Personality Disorder*. Washington, DC, American Psychiatric Association, 2014, p. 14. Copyright © 2014 American Psychiatric Publishing. Used with Permission.

한 BPD 환자의 양면을 통합적으로 고려할 때, 치료자는 최소 한 가지 이상의 '교정적 환경'을 환자에게 제공할 수 있다. 환자들은 치료자가 그들의 이야기를 경청하고 이해하는 동시에, 환자들 스스로 책임감을 가지고 주변 사람들이 자신과 함께 있고 싶도록 행동하기를 바라는 것을 느끼게 된다.

GPM의 목표는 BPD 증상과 주관적인 고통을 줄이는 동시에 사회적 기능과 대인관계를 향상시키는 것이다. 모든 정신과적 치료의 일반적인 목표와 다를 것이 없다.

GPM의 구조는 유연하다. 일반적으로 환자와 치료자는 주 1회 만나는데, 치료 횟수는 환자의 필요와 치료자의 상황에 맞춰 조절한다. 환자가 참여할 수 있는 그룹치료가 있다면 어떤 것이든 장려한다. 치료자는 전화번호 등의 치료시간 외에 연락 가능한 방법을 환자에게 알려줄 수 있는데, 조심해야 할 것은 환자가 자신의 안전을 지키는 데 치료자와의 연락에 의지하게 해서는 안 된다는 것이다. 마지막으로, 다른 임상가에게 자문을 받을 수 있는 통로를 마련해야한다(Gunderson과 Links 2014).

GPM의 핵심 요소는 환자에게 진단을 공유하고 BPD에 대한 심리교육을 제공하는 것이다. 치료 세션에서 치료자는 적극적인 태도로 환자의 치료 바깥 생활에 초점을 맞춘다. 자신의 기분과 다른 사람과의 상호 관계에 관해 이야기하도록 하면서, 행동하기 전에 생각할 것을 강조한다. GPM은 환자가 자신의 삶을 세우도록 함께 작업한다. 직업과 친구 관계에 우선 초점을 두고, 애정 관계는 그다음이라고 조언한다. 또한, GPM은 공존질환의 관리, 약물 치료, 자살 및 자해 행동, 입원에 관한 지침을 제공하고 다양한 전문가들과의 협업, 가족들과의 협업, 치료의 진전을 모니터링하는 것에 대해서도 안내한다.

변증법적 행동치료의 개요

DBT는 자살과 자해의 문제가 있는 환자들을 치료하기 위해 고안되어 매뉴얼화된 치료이다. 많은 임의 대조군 실험을 통해 강력한 근거가 입증된 BPD 치료 중의 하나이다(Stoffers 등 2012). DBT에서는 감정조절 장애에 초점을 맞추어 BPD의 병인을 설명하는데, 이것이 BPD의 증상을 일으키는 핵심 문제라고 본다.

DBT에서 생물 사회적biosocial 모델은, BPD 환자들은 태생적으로 예민하고, 강렬한 감정에 쉽게 빠진다고 설명한다. 더군다나 BPD 환자들은 안정된 감정으로 회복되는 것이 일반 사람들보다 더디다. 대부분의 자연 현상과 같이 감정반응성emotional reactivity도 스펙트럼으로 존재한다. 양쪽 끝에 감정적으로 훨씬 더 반응적인 사람들과 훨씬 덜 반응적인 사람들이 있고, 대부분의 사람들은 중간 영역에 존재한다.

강렬한 감정을 느끼는 것 자체가 문제는 아니다. 강렬한 감정을 쉽게 느끼는 사람들 중에는 만족스럽고 생산적인 삶을 사는 경우도 많다. 문제는 강렬한 감정을 쉽게 느끼는 사람이 자신과 맞지 않는 환경에서 자라면서 그 부조화를 조절할 기술이 없을 때 일어난다. 만약 아이는 강렬한 감정을 쉽게 느끼는데 그 부모와 형제들은 그렇지 않다면, 가족들은 그 아이의 감정반응을 이해하기가 힘들고, 결국 아이의 부정적인 반응을 가라앉히기보다, 더 자극하는 쪽으로 반응하게 된다.

예를 들어 슬픈 영화를 보고 있을 때, 다른 가족들은 조금 슬퍼하는 데 비해, 강렬한 감정을 쉽게 느끼는 아이가 펑펑 울기 시작하더니 울음을 그치지 않는다. 그럴 때 부모는 보통, "이건 그저 영화야. 걱정하지 않아도 돼. 울지 마"라고 말한다. 상식적인 반응이지만, 이 말에는 아이의 반응은 비정상적이고 아이의 엄마와 아빠는 아이의 감정을 이해할 수가 없다는 뜻을 내포하고 있다. DBT에서는 다른 사람의 경험을 이해하지 못하는 반응을 '비수인invalidating' 반응이라고 한다. 위의 예에서, '수인validating' 반응을 한다면, 아이를 안아주면서 "참 슬픈 영화다. 그지?"라고 할 수 있을 것이다.

강렬한 감정을 쉽게 느끼는 사람들이 반복적인 비수인 반응이나, 학대나 방치와 같은 심한 비수인 반응에 노출되면, BPD의 증상이 생긴다는 것이 DBT의 가설이다. 반복적인 비수인 반응을 받게 되면, 그 사람은 자신의 판단과 감정 경험에 의문을 가지게 된다. 자신의 경험을 신뢰할 수 없으면, BPD의 핵심 특징인 불안정한 자기감unstable sense of self을 낳게 된다. 비수인 환경에서는 자신의 감정을 조절하는 법을 배우는 것이 더 어렵고, 그렇기 때문에 감정조절 장애는 더 심해진다. 이는 자해, 물질남용, 폭식-구토 행동, 위험한 운전이나 다른 위험한 행동 등과 같은 문제행동으로 이어진다. 불안정한 자기감과 감정조절 장애가 혼합된 BPD 환자들은 당연히 불안정한 대인관계를 가지게 된다. 스트레스 상황에서는 심한 감정조절 장애와 불안정한 자기감으로 인해 해리와 편집 증상이 일어나기도 한다. DBT는 강렬한 감정과 감정조절 장애를 보다 잘 관리할 수 있는 기술을 훈련시킨다. 치료하는 동안 다른 사람의 비수인 반응에 어떻게 대처할지에 대해서 설명하고 명확하게 다룬다.

Marsha Linehan이 DBT를 처음 개발했을 때는 자살 환자들을 위한 효과적인 문제 해결 전략 가르치기와 같은 인지행동치료의 기법을 사용했다(Linehan과 Wilks 2015). 이 접근에서 종종 환자가 치료자에게 화가 나서 치료를 중단하는 일들이 생겼고, 그녀는 이 방식이 비수인적이라는 것을 깨닫게 된다. 그다음에는 환자의 경험을 인정하는 데 초점을 맞춘 치료 접근법으로 바꾸어 시도했다. 이는 Rogerian의 인간중심 치료person-centered therapy 와 비슷했다. 그런데 환자들이 이해를 받았다고 느껴도, 자해가 줄거나 살 만한 가치가 있는 삶을 세우는 데는 효과가 없었다. 이 두 접근법을 합친 것이 DBT이다. 인지행동치료와 같은 변화 중심의 전략과 인간 중심 치료와 같은 인정하고 수용하는 전략을 결합한 것이다. 이는 BPD 환자가 살 만한 가치가 있는 삶을 만들고 자해와 같은 문제행동을 멈추도록 돕는 데 특별히 집중하는 방식으로, 이해와 변화에 대한 책임 사이의 균형을 도모한다.

DBT에서 변증법dialectic이란 무엇인가? 서로 정반대인 극단에 있지만, 동시에 둘 다 옳다는 것이다. 이런 극단을 깨달으면, 보다 포괄적인 관점을 가지고, 때로는 극단들을 함께 통합할 수 있게 된다. 예를 들어, DBT는 BPD 환자들이 최선을 다하고 있다고 인정하면서도(수인), 또한 그들이 더 잘 할 수 있는 여지가 있다는 입장을 가진다(변화). 이 두 입장은 상반된 것으로 보이지만, 동시에 둘 다 옳으며 함께 통합될 수 있다. BPD 환자들은 최선을 다하고 있지만, 더 잘 할 수 있다(Linehan 1993, pp. 106-108). 변증법의 개념을 이해한다면 BPD 환자들이 흔히 보이는 모 아니면 도all-or-nothing라는 흑백논리를 극복하는 데 도움이 된다.

DBT는 GPM와 같이 환자가 살 만한 가치가 있는 삶을 만드는 것을 돕는다. 이 목표를 실현하기 위해, DBT는 중간 목표들을 세우는데, 자해와 자살 행동 멈추기, 효과적 치료 참여를 방해하는 행동 줄이기(예: 결석과 지각), 삶의 질을 낮추는 다른 행동들(예: 물질남용, 폭식과 구토) 멈추기 등이 그것이다. 표준 DBT는 1년간 주 1회의 개인치료와 기술 훈련 그룹에 참여하고, 시간 외 기술 코칭과 치료자 자문 그룹으로 이루어진다. DBT는 환자가 당면한 상황을 이해하고 부적절한 행동을 강화시키는 것이 무엇인지 파악하도록 도울 뿐 아니라, 진단에 대한 심리교육도 제공한다. 행동을 변화시키는 다양한 방법들을 동원하여, 적극적으로 문제 해결을 하도록 돕는다. 마지막으로 DBT는 강한 감정을 불러일으키는 상황에서, 보다 효과적으로 반응하는 기술을 가르친다. 치료자는 치료를 통틀어 수용과 변화 사이의 변증법에 토대를 둔 자세를 유지한다.

두 접근법을 통합한 원칙들

DBT와 GPM이 제안하는 이론들은 서로 다르지 않다. DBT는 감정조절 장애라는 폭넓은 개념에 초점을 맞춘다. DBT에서는 감정조절 장애로 인해 문제행동이 생긴다고 보고, 치료자는 감정조절 장애를 일으킨 선행 사건을 파악하기 위해 환자와 함께 작업한다. 그런 다음 환자와 치료자는 협력적인 문제 해결을 통해, 다음에 더 효과적으로 반응할 수 있는 방법을 찾는다. GPM은 BPD 환자에게 일어나는 문제들이 공통적으로 대인관계의 어려움에서 비롯되었다고 본다. 그러므로 무엇이 BPD 증상들과 문제들을 일으켰는지 살펴보려면, 대인관계 사건에 초점을 맞추는 것이 효과적이라고 강조한다. 환자의 반복되는 패턴은 GPM의 대인관계 모델을 이용하여 설명하면 효과적이다. 예를 들어, 대인관계에서 예민한 사람들은 거절당하는 상황에서 자신이 위협받는 기분을 느낀다. 이런 설명을 통해 환자 자신의 과도한 반응을 이해하도록 돕고, 이런 반응에 초점을 맞추어 치료해야 한다는 것을 보여준다. 환자가 분노나 불안, 자해 충동을 느꼈을 때, 그들이 대인관계에서 거절감을 느꼈던 것은 아닌지, 혹은 다른 사건이 거절감을 느끼게 한 것은 아닌지 생각해 볼 필요가 있다. 그런 다음, 환자는 어떻게 반응하는 것이 자신의 가치와 목표에 일치하면서도 효과적일지 선택하도록 돕는다. 이렇게 DBT와 GPM의 이론이 통합되면 좋은 치료법으로 작동할 수 있다.

요점 정리

- GPM은 BPD 환자들이 태생적으로 대인관계에서 예민하여, 관계에서 거절이나 적대적인 상황에 노출될 때 BPD 증상이 즉각적으로 발현된다고 설명한다.
- DBT는 BPD 환자들이 태생적으로 강렬한 감정을 쉽게 느끼며, 반복적인 비수인 반응을 겪을 때 자신의 강렬한 감정을 조절할 수 있는 기술이 부족하면 BPD 증상이 일어난다고 설명한다.
- GPM은 환자가 대인관계 스트레스와 증상들 사이의 연관성을 이해할 수 있도록 BPD에 관한 심리교육을 제공하며, 치료 동맹을 위해 관심과 이해의 자세를 견지한다.
- DBT는 변화 지향적 전략(문제 해결 기술 가르치기)과 수용 지향적 전략(환자의 감정과 행동을 인정하고 이해하기) 사이에 균형을 잡는다.
- GPM과 DBT 모두 '살 만한 가치가 있는 삶 만들기'를 치료목표로 삼는다. 이는 부적응적인 대응 방식을 줄이고 사회기능과 대인관계 기능을 향상시킴으로써 가능하다.
- GPM은 개인치료로(치료빈도는 유연하게 결정) 이루어지지만, 어떤 형태의 그룹치료라도 참여하기를 권장한다. 또한, 치료자도 다른 임상가의 자문을 받을 것을 권장한다.
- 표준 DBT는 주 1회의 개인치료, 주 1회의 기술 훈련 그룹과 치료시간 외 기술 훈련과 주 1회 치료자 자문 그룹으로 구성된다.

참고문헌

Gunderson JG, Links P: Handbook of Good Psychiatric Management for Borderline Personality Disorder. Washington DC: American Psychiatric Association, 2014

Linehan MM: Cognitive-Behavioral Treatment of Borderline Personality Disorder. New York, Guilford, 1993

Linehan MM, Wilks CR: The course and evolution of dialectical behavior therapy. Am J Psychother 69(2):97–110, 2015

Stoffers JM, Völlm BA, Rücker G, et al: Psychological therapies for people with borderline personality disorder. Cochrane Database Syst Rev 8:CD005652, 2012

Integration of GPM and DBT With Stepped Care for BPD

제2장

경계선 성격장애의 단계적 관리에서 좋은 정신과적 관리와 변증법적 행동치료의 통합

Lois W. Choi-Kain, M.D., M.Ed.
Evan Iliakis, B.A.
Gabrielle Ilagan, B.A.

경계선 성격장애(BPD)를 위한 근거기반 치료들이 부상하면서, 이 장애에 대한 인식이 획기적으로 변화하고 있다. 좋은 임상 관리를 통해 BPD 환자들이 호전될 수 있다는 희망을 갖게 된 것이다(Choi-Kain 등 2017a, 2017b). 이 치료들 중에서 변증법적 행동치료(DBT)가 가장 광범위하게 연구되었는데, 여러 실험연구를 통해 그 효과가 검증되었다(Cristea 등 2017; Stoffers 등 2012). DBT는 환자에게 양질의 전문적인 특수치료를 제공하지만, 치료자가 특수한 집중 훈련을 받아야 하고 복합적인 치료 접근으로 구성되어 상당한 비용이 들기 때문에 이용하기가 쉽지 않다(Iliakis 등 2019).

BPD를 치료하기 위해서는 단기간의 심리교육부터 DBT와 같은 장기간의 특수치료까지, 다양한 수준의 치료들을 적절하게 이용할 필요가 있다. 다양한 임상 상황, 치료자들이 배치된 현황, 그리고 다양한 수준의 치료를 원하는 환자들의 요구에 맞추어 서로 다른 개입이 필요하다. 세팅이나 환자의 선호도, 치료 접근성에 상관없이, 특정한 장기간의 외래 정신치료 한가지로 모든 환자들의 문제를 해결할 수 있다고 생각하는 것은 근시안적인 태도이다. 단계적 관리 모델은 다양한 정도의 치료를 조직화한 것인데, 응급실이나 입원 치료에서 외래치료까지 덜 집중적인 치료로 이행할 때 중간 단계의 치료경로를 두어, 환자와 치료자가 보다 효과적으로 치료를 진행할 수 있도록 한다. 다양한 단계적 관리 모델이 있는데, 모두 단기간의 덜 집중적이고 예방적인 개입과 장기간의 기본적인 유지 치료를 제안한다. 이런 모델들에는 단기치료 대 집중치료, 임상 단계화 모델, 치료 반응과 치료 동기, 급성기에서부터 완화되는 치료, 필요할 경우 장기치료로 전환하기 등이 포함된다. 이 장에서 우리는 다양한 치료 세팅에서 BPD 환자의 치료를 조직하고 우선순위를 결정할 수 있도록 돕는, 여러 단계적 관리 모델을 살펴볼 것이다. 〈표 2.1〉은 세 가지의 개념적 모델부터 시작해서 두 가지의 경험적으로 검증된 응용 모델까지 설명하고 있다.

〈표 2.1〉 다양한 단계적 관리 모델의 요약

모델	치료 단계와 근거	원리
단기치료 vs 확장 치료 (12주) (6~24개월) (Paris 2013)	***단계:*** 단기치료를 우선 시행하고 호전이 없을 경우 확장 치료로 전환하거나, 심한 환자는 확장 치료로 시작. **근거:** Laporte 등(2018) 단기치료를 받은 환자의 12%만이 추가 치료를 필요하거나 추가 치료에 의뢰됨. 두 그룹 모두 유의미한 호전을 보임.	효율적인 자원 분배 — 특수치료 센터로 환자가 집중되는 것을 막고, 환자의 선호도와 임상상황에 따라 유연하게 치료법을 선택한다.
BPD와 기분장애 청년층 환자를 위한 임상 단계화 모델 (Chanen 등 2016)	***단계:*** 1. 경증: 심리교육, 문제 해결 교육. 2. 첫 삽화: 단기 일반치료, 사례관리. 3. 재발: 약물 치료, 심리사회적 전략, 특수치료. 4. 지속적인 증상: 특수치료, (Clozapine), 장애를 안고 사회 참여하기.	증상 심각도와 예방적 치료에 맞춘 의학적 모델을 제공; 덜 집중적이고 일반적인 지지와 상담을 조기에 제공; 필요시에만 더 집중적인 치료를 제공; 장기 예후의 향상을 위해서 조기 개입을 지향.
BPD의 근거기반 치료를 적용한 임상 단계화 (Choi-Kain 등 2016)	***단계:*** 1. 진단기준에 미치지 못하는 증상: 심리교육. 2. 첫 삽화: GPM 심리교육, 사례관리. 3. 지속적인 경한 증상: GPM, 약물 치료, 특수 그룹치료. 4. 관해 후 재발: GPM과 상위 단계의 치료, 혹은 전문적 특수치료. 5. 지속되는 장애: 낮은 빈도의 GPM, 사례관리, 지지치료.	증상의 심각도와 예방적 관리에 맞춘 의학적 모델을 제공; 환자의 치료 동기와 특수치료에 접근이 용이하지 않음을 고려; 실용적이고 현실적인 치료 선택에 초점.

(계속)

모델	치료 단계와 근거	원리
10세션 GPM(평가/치료) — 향후 치료 방향을 모색하기 위한 관문으로서 (Kramer 등 2011)	***단계:*** 전체적인 평가와 진단, 또한 단기치료로서 GPM. 추가적인 특수치료의 필요성을 평가하고 계획하기 위한 10세션의 평가. **근거:** Kramer 등(2014, 2017) 10세션 GPM — 증상과 대인 관계 기능에서 중등도 이상의 효과, 6개월 추적 관찰 시 효과가 유지. Penzenstadler 등(2018) BPD 단독 그룹보다 BPD+SUD 그룹에서 BPD 증상의 호전이 더 큼.	진단적 평가, 심리교육, 목표 설정으로 이루어진 표준적인 치료를 시작; 이 자체로 환자가 문제를 파악하고 변화를 위해 무엇을 해야 할지 인식하도록 도움; 필요시 가능하다면 추가적 치료를 제공.
전체 의료 서비스의 단계적 관리 접근 (Grenyer 등 2018)	***단계:*** 4주간 4회기의 외래기반 단계적 관리 클리닉: · 위기 상황에 대한 연쇄 분석 · 관리 계획 · 보호자 계획 **근거:** Grenyer 등(2018) 입원 기간의 단축, 응급실 방문의 감소, 비용 절감. Huxley 등(2019) 14%에서만 입원 치료로 이행. 43%에서만 외래치료 의뢰가 필요했음.	단계적 완화를 촉진; 재입원 예방; 응급실이나 입원 치료에서 외래치료로 이행할 때 연결 다리를 제공; 어떤 환자들은 추가적인 치료 없이도 충분히 안정화된다.

주석. BPD=borderline personality disorder; GPM=good psychiatric management; SUD=substance use disorder.

경계선 성격장애를 위한 단계적 관리 모델

단기치료 vs 확장 치료

단계적 관리 모델은 Joel Paris에 의해 처음 고안되었다. 그는 BPD 환자의 치료 접근성을 향상시키기 위해 오랫동안 일해왔으며, 장기간의 집중적인 정신치료가 의료 서비스 이용에 심각한 문제를 야기한다고 주장했다(Paris 2013). 즉, 많은 환자들이 대기 상태로 기다리거나 가장 치료가 필요한 시기에 적절한 치료를 받을 수 없다는 것이다. 결과적으로 아주 많은 환자들이 급박한 상태가 되어서야 치료를 받을 수 있고, 이때는 응급실이나 입원 치료와 같은 집중적인 치료를 찾게 되므로, BPD의 장기 경과에 악영향을 줄 가능성이 많았다(Gunderson과 Links 2008; Knight 1953; Quaytman과 Sharfstein 1997). Paris가 제안한 단계적 관리 모델은 대부분의 환자를 위해서는 단기치료가 적절하다고 강조하고, 집중치료는 단기치료나 유지치료에 호전되지 않는 환자나 재발 환자를 위해 남겨둘 것을 제안한다. Paris(2017)는 각각의 환자마다 심각도와 장애의 기간에 따라서 유연하게 우선순위를 결정하는 것을 강조하였다.

Paris 등은 681명에 이르는 BPD 환자를 대상으로, 자연적 연구방식을 통해 실용적인 단계적 관리 모델을 실험했다(Laporte 등 2018). 초기 평가 후에 대부분의 환자들(86%)은 12주간의 단기 개인치료와 단기 집단치료에 배정되었고, 나머지 소수만이 6~24개월의 확장 치료에 배정되었다. 단기치료의 중간 탈락률은 29%로, 다른 BPD 치료보다 낮았다. 단기치료를 마친 환자들 중에 12%만이 추가 치료가 필요했다. 단기치료와 확장 치료 모두에서 충동성, 자존감, 우울감, 감정조절 장애, 사회적응, 자해와 자살 시도에서 호전이 있었다고 자가 보고하였고, 약물과 알코올 남용은 확장 치료에서만 통계적인 호전을 보였다. 확장 치료의 경우, 그 기간에 상관없이 유의미한 호전을 보여주었다(6~12개월과 18~24개월의 비교연구). 이러한 결과가 시사하는 것은 1) 대부분의 환자들이 단기치료를 통해 호전될 수 있고, 2) 물질남용을 제외

한 결과에서 장기치료가 반드시 더 효과가 있다고 할 수 없다는 것이다. 주지해야 할 것은, 단 하나의 매뉴얼화된 근거기반 치료를 사용한 것이 아니라, 경험 많은 전문가들의 지도하에 팀 중심의 접근을 통해, 여러 효과적인 치료의 요소들을 절충적으로 활용했다는 것이다.

단기치료모델은 제한된 기간의 치료로 더 많은 환자들을 치료할 수 있는 선택지이다. 만약 모든 환자의 4/5가 1년간의 치료 대신, 이 모델을 적용한 3개월의 치료 프로그램을 받는다면, 대략 3배의 환자들을 치료할 수 있다. 많은 환자들이 장기간의 치료가 필요하지 않거나 원하지 않는다는 전제를 했을 때 그렇다. Paris(2013)가 제안했듯이, BPD의 단기치료를 제공하는 임상 세팅은 더 많은 환자들에게 시의적절한 치료를 제공할 수 있다. 환자들이 응급실이나 입원 병동에 머물면서 다중 약제 처방에 노출되고 고비용이 발생하면서 삶에 대한 책임감이 낮아지는 대신, 보다 BPD에 적합하고 확실한 치료를 받을 수 있다.

조기 개입을 위한 임상 단계화 모델

Andrew Chanen 등(2016)은 청년층의 정신과 치료를 위한 단계적 관리 모델로, 의사결정을 위한 임상 단계화 모델을 세웠다(〈표 2.2〉 참조)(Chanen 등 2016). 의학적 의사결정의 다른 알고리즘처럼, 이 모델도 임상 단계에 따라 치료의 집중도가 달라져야 한다는 단순한 개념을 따른다. 이 틀은 조기 개입을 강조하고, 특수치료나 확장된 치료는 더 심한 환자를 위해 남겨놓도록 한다. Chanen 등(2016)은 경한 환자를 위한 조기 개입이 없는 관리체계에서는 질병 경과가 더 악화되고 자살 성향으로 인해 치료가 필요한 환자는 더 늘어날 수밖에 없다고 지적했다. 이로 인해 모든 BPD 환자들이 급박하고 복합적인 임상 문제를 가지고 있다는 편견을 낳았다는 것이다. Chanen 등은 BPD에 개입하기까지 너무 오래 기다려야 하는 상황 때문에 이러한 임상적 인상이 생겨났다고 역설했다.

〈표 2.2〉 양극성 장애와 경계선 성격장애를 위한 임상 단계화 모델

임상 단계	정의	가능한 개입
0	심한 기분장애나 경계선 성격장애의 고위험군 (예: 가족력, 성장기의 학대나 방임, 물질남용). 현재 특이 증상은 없음.	정신건강에 관한 정보 제공으로 정신건강 능력을 향상.
1a	경하거나 비특이적 기분장애/경계선 성격장애 증상 (예: 주의력 장애, 감정조절 장애, 행동문제).	정신건강 능력 진작; 가족 심리교육, 부모 기술 훈련; 물질남용 방지; 지지적인 상담/문제 해결.
1b	기분장애/경계선 성격장애의 진단기준에 미달하는 증상.	1a단계 개입에 추가하여 단계별 심리사회적 개입(예: 인지행동치료, BPD를 위한 HYPE 조기 개입).
2	기분장애/경계선 성격장애 증상의 첫 삽화.	1b단계 개입에 추가하여 사례관리, 학업/직업 지원, 단기정신치료, 질환에 따른 약물 치료(예: 기분장애).
3a	진단기준에 미치지 못하는 기분장애/경계선 성격장애 증상의 재발.	2단계 개입에 추가하여 약물 치료 유지와 완전한 관해를 위한 심리사회적 전략에 집중.
3b	기분장애/경계선 성격장애 증상의 첫 재발.	3a단계에 추가하여 재발 방지 전략.
3c	기분장애/경계선 성격장애 증상의 다수 재발.	3b단계에 추가하여 기분조절제와 집중적인 심리사회 개입(예: 변증법적 행동치료).
4	지속되는 증상.	3c단계에 추가하여 clozapine과 다른 3차 약제, 장애를 안고 사회적응.

주석. HYPE=Helping Young people Early.
출처. Chanen AM, Berk M, Thompson K의 『Integrating Early Intervention for Borderline Personality Disorder and Mood Disorders』 *Harvard Review of Psychiatry* 24(5):330-341, 2016. the President and Fellows of Harvard College and Wolters Kluwer Health Inc.의 허가로 재출판.

Chanen의 모델은 임상 단계를 네 단계로 나누었다. 기분장애와 BPD의 고위험군, 즉 가족력과 성장기의 외상, 물질남용의 병력이 있는 경우를 0단계로 분류했다. 이들에게는 기본적인 정신건강에 관한 정보를 제공하여 정신과적 문제에 대한 인식과 치료 이용 가능성을 높이며, 정신건강을 위한 일반적인 습관(예: 충분한 수면, 물질

남용의 방지)을 실천하도록 한다. 경하거나 비특이적인 증상을 보이는 환자들은 1a단계로 심리교육, 문제 해결 돕기, 일반 정신건강 상담을 제공하여 증상 발현의 위험성을 줄인다. 환자의 가족에게도 이런 전략들을 조기에 제공하는 것이 제안되었는데, 왜냐면, 부모가 심리교육을 받은 그룹과 부모로부터 공감적인 반응(예: 지지적/수인적 행동, 자율성을 고취하는 행동, 일관된 따뜻함과 긍정적 정서로 양육)을 받은 그룹에서 BPD 증상이 감소하고, BPD 진단기준에 미달하는 환자의 경우에도 증상의 호전을 보였기 때문이다(Schuppert 등 2009; Stepp 등 2012; Whalen 등 2014). 이러한 개입들은 정신과적 문제의 발생 위험성이 있는 모든 청년층을 위한 일반적 예방법이기도 하다.

단기적인 일반 관리 모델은 1b단계인 기분장애/BPD의 진단에 미치지 못하는 증상을 보이는 환자들을 위해 제안하는 접근법이다. 2단계는 진단기준을 충족하는 증상이 처음 발현되었을 때이며, 증강 관리enhancement of care를 권고한다. 이 단계에서는 사례관리, 학업 및 직업 재활, 가족 심리교육과 가족에 대한 지원, 단기 정신치료specific time-limited psychotherapy와 질환에 따른 약물 치료에 초점을 맞춘다. 진단기준에 미치지 않는 증상이 반복되거나 진단기준을 충족하는 증상이 처음 재발할 경우, 각각 3a단계, 3b단계로 분류한다. Chanen의 모델은, 이 단계에서는 완전 관해와 재발 방지를 위해서 약물 치료를 유지하고 심리사회적 전략에 집중할 것을 강조한다. DBT와 같은 특수치료는 3단계 즉, 진단기준을 충족하는 증상이 반복적으로 재발할 경우에 적용한다. 4단계에서는 지속적인 증상을 보이는 환자들에게 Clozapine과 같은 약물 치료를 적용하고, 장애를 안고서도 사회에 적응하도록 돕는다. 후기 단계에서는 고도로 특수화된 치료의 비용 부담보다 치료를 하지 않았을 때의 위험이 더 크다.

이 단계적 관리 시스템은 Chanen 등이 조기 개입이 이환율과 사망률을 낮춘다는 것을 고려하여, 청년층을 염두에 두고 만들었다. 청년기의 정신적 문제가 이후 지속되어 BPD가 발현할 위험성이 있고, 또 이런 경우 성인기 발달이 중단되는데, 조기 개입으로 이것을 예방할 수 있다(Cohen 등 2005; Nakar 등 2016). Chanen 등은 아동 청소년기에 발생하는 기분장애와 성격장애의 조기 증상이 서로 유사하기 때문에,

장애가 재발을 거듭하여 그 경로가 분명해질 때까지는 명확한 진단을 내릴 수 없다는 것에 주목했다(Chanen과 Thompson 2015). 과도한 조기진단이 내려질 가능성이 있는 이런 초기 단계에서는 수면 위생, 물질남용의 방지, 스트레스 관리 기술 등과 같은 일반 관리를 장려한다. 이 모델이 청년층을 위해 고안되었지만, 임상 단계화의 원리가 매우 실용적이어서 거의 모든 정신건강 전문가들에게 공감대를 형성했다.

관리의 단계를 설정하기 위한 접근으로서 Chanen 등의 임상 단계화는 일반적이고 좋은 의학적 개념이다. 환자의 증상이 심해지기를 기다렸다가 치료하는 의사는 아무도 없다. 문제가 덜 심하고 국소적이며 제한적인 조기에 치료하는 것이 가장 합리적이다. 초기 단계에서의 관리는 덜 극단적이므로, 환자와 그 가족들이 단지 증상 호전만이 아니라 기능장애에 초점을 맞추는 치료에 보다 쉽게 적응할 수 있다. 또한, 조기 개입은 대부분의 임상 세팅에서 가능하다는 측면에서 일반적generic이다. 이 모델은 환자들이 더 중한 임상 단계의 정신과 질환으로 악화되는 것을 줄이고, '최적 표준'으로 여겨지는 치료법들은, 덜 집중적인 치료들로는 호전이 힘든 심한 단계의 환자를 위한 치료로 남겨두기 위해서, 보다 조기에 더 많은 관리와 치료를 배포해야 한다고 제안한다.

단계적 관리 모델 — 각각의 임상 단계에 따른 근거기반 관리

2016년, Choi-Kain 등은 Chanen 등(2016)의 모델을 확장한 단계적 관리 모델을 제안하였다. 이는 BPD에 특화된 근거기반 치료들의 명확한 지침에 따라, DBT 기술 훈련과 같은 개개 요소뿐만 아니라 풀 패키지를 임상 단계화에 통합하였다([그림 2.1] 참조)(Choi-Kain과 Gunderson 2019; Choi-Kain 등 2016). Chanen 등의 임상 단계화 모델과 마찬가지로, 이 단계적 관리 모델은 전임상 단계preclinical stage에서부터 심리교육, 문제 해결 돕기, 지지적 상담을 시작한다(즉, BPD의 위험군이거나 진단기준에 미치지 못하는 증상이 있는 환자들을 위한). 그러나 BPD 진단을 완전히 충족하는 첫 삽화에 대해서는 기본적인 치료로 GPM을 적용하고, 특수 전문가가 시행하는 근

	심각도	정의	가능한 개입들
5 만성적 지속적	호전 없는 장애. 개입에 반응하지 않음.	심각도와 복잡성으로 인해, 혹은 치료 비순응으로 인해 이전 단계부터의 개입에 반응하지 않음.	GPM(주 1회, 월 1회, 매 분기 1회). 지지치료. 사례관리(정부/공공 서비스).
4 중증	관해와 재발.	+심각한 자해 +잠재적인 치명적 자살 시도	GPM(+약물 치료)+ 집중적인 케어. 근거기반의 치료와 통합하거나 근거기반의 치료로 전환.
3 지속되는 중등도	지속되는 역치 수준의 증상들.	기본적 치료에 반응이 없음. +자해 +자살 제스처	GPM(+약물 치료)+ DBT기술, MBT, TFP or 이용 가능할 경우 STEPPS 그룹.
2 초기 경증	경한 BPD의 첫 삽화.	+자해 -자살위험성	GPM. 사례관리. DBT 기술, MBT or 이용 가능할 경우 STEPPS 그룹; self-help.
1 전임상기	역치 하 수준.	대인관계 과민감성. 거절에 민감함. 감정조절 장애.	심리교육, 건강 정보 이해 능력 교육. 대인관계 과민감성과 거절에 민감함을 다루는 문제 해결과 지지적 카운셀링에 초점.

[그림 2.1] 단계적 관리 모델

BPD=경계선 성격장애; DBT=변증법적 행동치료; GPM=좋은 정신과적 관리; MBT=마음헤아리기 치료; STEPPS=Systems Training for Emotional Predictability and Problem Solving; TFP=전이초점치료.

출처. Choi-Kain 등(2016)에서 발췌. Choi-Kain LW, Gunderson JG (eds): 『Applications of Good Psychiatric Management for Borderline Personality Disorder: A Practical Guide』. American Psychiatric Association Publishing, Washington DC, 2019. Copyright © 2019 American Psychiatric Association Publishing. 허가를 받아 재출판함.

거기반 치료는 BPD 증상의 재발이나 GPM에 호전되지 않는 증상을 가진 환자들을 위해 남겨둔다.

이 체계는 일반 정신건강 전문가들이 모든 환자들에게 충분히 좋은good enough 기본적 관리를 제공하고, 보다 집중적인 정신치료의 특수 훈련을 받은 전문가가 일반적인 BPD 치료에 호전을 보이지 않는 환자들을 치료할 수 있는 가능성을 높인다. 이 접근은 BPD 치료로서 근거기반 정신치료의 풀 패키지를 모든 임상상황에 적용한다는 것이 현실적으로 불가능하다는 인식과 DBT 해체연구[dismantling study](Linehan 등 2015) 결과를 근간으로 한다(Bales 등 2017; Carmel 등 2014; Iliakis 등 2019; Landes 등 2017; Swenson 등 2002).

이 체계에서 단계 상향식[step-ups]을 택할지 단계 하향식[step-downs]을 택할지는 임상단계, 환자의 동기, 치료 반응, BPD 특화 치료의 접근 가능성에 따라 결정한다. 많은 환자들이 높은 빈도의 보다 집중적인 특수 정신치료에 대한 동기가 낮기 때문에, 계속 GPM을 적용하는 수준에 머물게 된다. 또한, 전 세계적으로 대부분의 지역에서 DBT 기술 훈련이나 다른 근거기반 치료가 가능하지 않기 때문에, GPM이나 일반 관리가 주된 치료가 될 것이다. GPM은 주 1회까지 빈도를 높이고, 가능하면 그룹치료를 함께 하면 효과적이다.

단계적 관리 모델은 집중적인 특수치료에도 호전되지 않는 만성 환자의 경우(5단계), 단계 하향식 혹은 집중적 치료를 점차 끊을 것을 권고한다. 실제 임상에서는 치료에 호전이 없는 환자들이 최고 특수화된 집중적인 치료들로 계속 옮겨 다니는 경우가 잦다. 그러나 이 모델에서는 이 단계의 환자들에게 지지치료와 같은 덜 특수화된 치료와 사례관리를 적용할 것을 제안한다. 그리고 특수화된 집중치료는 그것을 아직 시도해 보지 않은, 효과가 있을 수 있는 환자들을 위해 남겨놓는다. 마지막 단계에서는 만약 지지치료 등에 호전 반응이 있다면, 다시 집중치료를 시도해 볼 가능성을 열어 두었다.

단계적 관리 모델은 BPD를 위한 특수화된 치료가 대체로 접근이 용이하지 않은 현실적 상황 때문에 개발되었다. Paris(2013)와 Chanen 등(2016)의 모델에서 제안한 것과 같이, 모든 단계적 관리체계는 조기에 더 짧고 덜 집중적으로 개입할 것을 주장한다. 그리고 특수화된 집중 정신치료는 그것을 필요로 하고, 동기가 있고, 접근이 가능한 환자들에게만 적용할 것을 주장한다. 여기에서는 GPM을 위한 책이므로

GPM을 중심에 두고 설명했지만, BPD에 맞추어 구조화되고 검증된 일반적 접근이라면 어떤 것이든 효과가 있을 것으로 생각한다.

10세션 좋은 정신과적 관리

스위스 로잔의 Ueli Kramer 등(2011, 2017)이 GPM을 10세션 치료로 변형한 접근법을 개발하고 그 효과를 연구했다. 그 결과 이 10세션의 GPM이 BPD의 증상, 대인관계 문제, 주관적인 고통과 적응적 정서 향상 등에 효과가 있었다(Berthoud 등 2017). 로잔 클리닉에는 경험적으로 증명된 다양한 정신치료의 전문가들이 있었고, 이 10세션 GPM을 모든 성격장애 정신치료의 관문으로 제공했다. 관리의 단계를 특화하지 않고 전체적인 평가와 진단을 명확하게 하거나 단기치료를 위해 10세션 GPM을 적용했다. 거의 모든 환자들에게 안내 격의 치료를 짧게 제공하는 것으로써, BPD 증상과 대인관계 기능에 큰 효과를 낳았을 뿐 아니라 사회기능 향상에도 약간의 효과를 가져왔다(Kramer 등 2014). BPD와 물질사용장애를 동반한 환자에게서 BPD 증상을 줄이는데도 10세션 GPM이 효과가 있었다(Penzenstadler 등 2018). 이 모델에서는 개별화된 사례 공식case formulation을 강조하는 치료관계를 맺었을 때 더 큰 호전이 보였고, 구조화된 정신치료에 대한 동기가 향상되고, 치료의 효과가 6개월 이상 지속되었다(Kramer 등 2011, 2014, 2017; Maillard 등 2020).

단계적 관리체계의 한 부분을 응용한다는 측면에서 10세션의 *평가*assessment는 사회기능의 장애를 가진 급성기 혹은 만성적 환자들에게 적용하고, 10세션의 치료는 급성기 혹은 위기 증상을 보이는 환자 중에서 치료 동기는 있으나 장기치료를 원하지 않는 경우에 시행한다(〈표 2.3〉 참조)(Charbon 등 2019). 10세션의 평가를 통해, 환자의 유기불안과 거절에 대한 민감성에 관련된 병력을 확인하고, 추가 치료에 대한 동기와 치료 동맹을 고취시키기 위해 심리교육을 시행하고, 필요로 하는 적절한 치료를 제안한다. 10세션의 치료는 이와는 달리, 장애의 장기화를 막기 위해, 진단을 명확히 하고 대인관계 과민감성의 인지적, 정서적 측면을 통합하고 환자가 일상을 찾을

〈표 2.3〉 두 가지 10세션의 좋은 정신과적 관리: 평가와 치료

	10세션의 평가	10세션의 치료
적응증	급성, 혹은 만성적 증상, 공존질환이나 부적응적인 행동으로 인해 사회적 기능장애를 가진 환자들.	급성 증상이나 위기 상황에 있으면서 충분한 심리적 동기가 있으나, 장기적인 정신과적 치료를 원하지 않는 환자들.
목표	필요에 따른 적절한 치료를 제안하는 것.	만성적인 정신과 질환으로 진행되지 않도록 하는 것.
버림받음에 대한 불안과 거절에 대한 민감성	대개 환자의 병력과 실제 삶의 관계들을 탐색하는 동안에 발견됨.	대개 치료의 틀이나 치료자를 향해서 이러한 불안을 표현한다.
대인관계에 대한 작업	평가에서 관계를 탐색하면 중도탈락을 예방하는 데 도움이 된다.	치료 안의 관계를 탐색하면 치료 중단을 방지할 수 있다.
	실제 삶, 직업, 관계, 이전 치료에 대해 탐색하면 대인관계 과민감성에 대한 심리교육에 사용할 예시를 얻을 수 있다.	치료관계에 대해 탐색하면, 대인관계 과민감성에 대한 심리교육의 예시를 얻을 수 있다.
심리교육의 활용	향후 치료와 치료 동맹에 참여하도록 촉진한다.	향후 자립이나 외부에서 받는 관리를 잘 활용하기 위한 밑바탕을 제공한다.

출처. *Applications of Good Psychiatric Management for Borderline Personality Disorder: A Practical Guide*에서 Charbon P, Kramer U, Droz J, Kolly S: 『Implementation of Good Psychiatric Management in 10 sessions』을 재출판. Choi-Kain LW, Gunderson JG 편집. Washington, DC, American Psychiatric Association Publishing, 2019, pp 233-252. Copyright © 2019 American Psychiatric Association Publishing. 허가를 받아 사용.

수 있도록 돕는다(〈표 2.4〉 참조). 심리교육은 자립을 진작시키고 치료 이용을 촉진시키기 위해 시행되는데, 치료자는 환자의 유기 불안과 거절에 대한 민감성을 설명하는 것에서 그치지 않고 그것을 수용하는 역할까지 해야 한다. 10세션의 평가와 치료 모두, 관계의 패턴을 탐색함으로써, 치료중단dropout을 막고 심리교육에서 예시로 사용할 관계 패턴을 찾을 수 있다.

GPM을 안내하는 역할을 하는 10세션 치료는 BPD 진단을 소개하고, 동반질환에 대해 설명하고, 환자의 삶에 발생한 문제들에 대해 교육한다. 이 모델은 어떤 환자들에게는 경각심을 일깨우고 충분한 안정을 찾을 수 있도록 지지하고, 또 어떤 환자들에게는 심층적인 평가 후에 특수화된 정신치료를 결정하여 장기치료에 참여하는

〈표 2.4〉 10세션의 치료의 목표

1. 의학적 진단의 명료화	의학적 관점에서 증상을 이해하고, 또한 BPD와 실제 삶을 연결한다.
2. 의미있는 정신과적 진단	의학적인 BPD 진단과 환자의 실제 삶의 문제의 연관성을 인식한다.
3. 진단에 대한 인지적, 정서적 통합	치료 안팎의 환자 일상의 인간관계에서 대인관계 과민감성에 대해 정서적, 인지적으로 통합하는 것이 중요함을 인식한다.
4. 치료 밖 일상에서의 적절한 목표의 중요성을 강조(예: 일과 사랑)	실제 삶에서 좋은 정신과적 관리의 원칙을 이해하고 통합한다.

주석. BPD=경계선 인격장애(borderline personality disorder).
출처. *Applications of Good Psychiatric Management for Borderline Personality Disorder: A Practical Guide*에서 Charbon P, Kramer U, Droz J, Kolly S: 『Implementation of Good Psychiatric Management in 10 sessions』을 재출판. Choi-Kain LW, Gunderson JG 편집. Washington, DC, American Psychiatric Association Publishing, 2019, pp 233-252. Copyright © 2019 American Psychiatric Association Publishing. 허가를 받아 사용.

관문이 되기도 한다. 10세션의 치료는 모든 환자들이 BPD에 관한 기본 정보와 연관 정보를 얻을 수 있도록 하고, 추후의 집중적이고 장기간의 치료로의 접근은 필요시에만 이행한다.

전체 의료 서비스의 단계적 관리 접근

호주에서는 Brin Grenyer 등이 성격장애를 위한 단기 단계적 관리 접근을 개발했다(Grenyer 등 2018). 응급실이나 입원 치료에서 단계 하향식으로 4주간 주 1회의 외래 세션을 갖는 것으로 이행한다. 집중적인 관리를 요하는 급박한 시점부터 외래치료까지의 이 예민한 시기의 자살률은 일반 자살률의 200배나 되고(Chung 등 2017), 다른 BPD 환자에 비해서도 9배까지 높다(Haglund 등 2019). 외래 세션에서는 1) 위기 상황을 일으킨 요소들을 찾고 치료계획을 세우며, 2) 치료계획에 따라 작업하고, 3) 치료자가 인지한 것을 탐색하여 정신치료, 심리교육, 지지, 위험 평가와 전체적인 치료의뢰 계획 등 치료자의 계획을 세우는 것에 초점을 맞춘다.

이 모델에 대한 연구에서 입원 기간과 응급실 방문이 감소하는 결과를 보였는데,

이는 한 환자 당 연간 2,730달러의 비용 절감(Grenyer 등 2018) 효과를 낳는 셈이다. BPD의 근거기반 치료의 연구에서 보고된 2,988달러의 비용 절감 효과와 거의 동등한 수준이다(Meuldijk 등 2017). Huxley 등(2019)은 이 실험에 대해 또 다른 논문을 보고했는데, 한 클리닉에서 이 접근법으로 개입한 결과, 43% 이하의 환자들이 정신과 치료에 의뢰되었고, 오직 13.6%에서만 입원 치료가 필요했다.

Grenyer 등은 이 모델을 성격장애를 위한 연구, 공중보건 정책, 교육, 치료 분야에서 국제적으로 알려진 선두 그룹인 호주 기반의 Project Air Strategy를 통해 보급하려고 노력하고 있다. 이 모델에서는 성격장애를 위한 일반적 치료 지침(Bateman 등 2015)에 기초하여 다음을 권고한다: 1) 성격장애 증상에 대한 구조화된 접근. 2) 환자 스스로 책임감을 가지고 주도할 것. 3) 사건과 행동에 감정을 연결 짓기. 4) 치료자의 적극적이고 반응적이며 수인적인 태도. 5) 치료자들을 위한 자문과 지도감독의 제공. 현재 호주에는 25개 이상의 성격장애를 위한 단기 개입 클리닉이 세워져 있고, 개발 중인 곳도 다수 있다. 이 단계적 관리를 활용하는 곳이 늘어나고 있는 이유는 접근이 용이하고 실현 가능성이 높기 때문일 것이다.

Grenyer 등은 실용적인 중간 단계의 단기간 관리 모델을 개발하고 시행했다. 이 모델은 위험하고 응급한 순간의 BPD 환자를 안정화시키고, 환자가 원하고 필요할 경우, 또 접근이 용이하다면 특수화된 장기치료에 보다 효과적으로 참여할 수 있게 돕는 다리 역할을 한다. 이 단계적 관리 모델의 목적은 환자가 입원 병동과 응급실에서 장기치료로 연결되기를 기다리며 머무는 기간을 줄이는 것으로, 명확하고 집중적이며 그 관리법은 일반적이다. 만약 BPD 환자들이 대기 명단에 이름을 올리고 기다리기는 대신, 바로 이 짧은 단계적 관리를 받는다면, 보다 명료한 정신상태에서 더 적절한 치료를 선택할 수 있을 것이다.

단계적 관리 — 변증법적 행동치료와 좋은 정신과적 관리의 통합

우리가 개발한 GPM과 DBT를 단계적 관리에 통합하는 모델에서는 임상 단계화 모델로서 단기치료를 우선으로 이용하는 Paris의 모델(2013)과 조기 개입을 강조하는 Chanen 등의 모델(2016)을 결합할 것을 제안한다. 우리는 진단기준에 미치지 않는 증상이나 첫 삽화가 발현했을 때, 단기적인 심리교육과 10세션 GPM을 가능한 가장 빠른 시기에 치료의 진입점으로 이용할 것을 권한다. Grenyer 등(2018)의 연구에서 알려진 바와 같이, 핵심은 접근이 용이하지 않아서 대기가 길어지는 것보다 단기치료가 훨씬 효율적이라는 것이다. 치료에 효과가 있는 경우에는 간헐적인 추적 치료로 단계 하향할 수도 있고, 그들의 동기와 이용 가능한지에 따라 장기치료로 이행할 수도 있다.

GPM과 같은 모델은 BPD 증상이 관해된 환자의 정신과적 모니터링과 일차적 관리를 위해서 한 달에 한 번에서 일 년에 한 번 정도로 유연하게 적용할 수도 있다. 정신건강관리 시스템에서 이용 가능한 자원에 따라서 10세션의 GPM이나 단기 GPM으로 관리를 시작하면 된다. 이 접근은 대부분의 환자가 표준적인 관리와 효과적인 치료를 제공받고, 소수만이 BPD의 최적 표준 특수치료와 같은 보다 집중적이고 장기적인 치료를 받는다. 단계적 관리 모델들은 어떤 모델이든 환자의 직업기능 향상을 위해 자원들을 통합할 것을 제안한다.

McMain의 연구와 DBT 대 GPM 실험의 연구자들의 분석에 의하면, 세 그룹의 환자들로 나뉘는데, 1) 신속하게 반응하고 효과가 유지되는 환자군, 2) 느리게 반응하지만, 효과가 유지되는 환자군, 3) 신속하게 반응하지만, 치료중단 후 원상태로 돌아가는 환자군이다(McMain 등 2018). 세 번째 그룹은 처음에 우울 정도가 더 심하고, 의료 서비스를 더 많이 이용하고, 무직인 특징이 있었다. McMain 등은 세 번째 그룹의 이러한 특징에 맞추어 치료의 수정이 필요할 것으로 보았다. 특히, 이 그룹에서 치료 결과가 좋아지려면, 직업기능이 중요하다고 역설했다.

GPM은 어떤 단계에서든 치료 바깥의 삶이 우선시 되어야 한다고 강조한다.

BPD 환자들에게 타인과 관계를 맺고 직업에 충실하도록 격려하는 것은 그들이 낮은 자존감과 외로움에 적절하게 대처하도록 돕고, 증상 호전에도 효과가 있었다. 환자들이 삶을 구조화하고, 활동하며, 타인과 관계를 맺기 위해 치료에 의존하는 정도를 줄이는 궁극적인 방법은 그들이 보다 충만한 삶을 살도록 돕는 것이다. DBT와 GPM의 최종 목표는 단계적 관리의 목표와 일맥상통하는데, 환자들이 치료 바깥의 삶에서 기술을 익히고 살 만한 가치가 있는 삶을 만드는 것에 초점을 맞추도록 돕는 것이다. 이것은 BPD를 가진 사람들이 환자로서가 아닌 삶을 살 수 있도록 돕는다. BPD를 가진 사람들이 목표 지향적 활동을 방해하는 증상 때문에도 그렇지만, 집중적 특수치료를 받으면서 오로지 환자로만 지내는 경우가 너무 흔하다. 이런 특수치료의 이용이 용이하지 않기 때문에 그룹치료에 참여하는 것 외에 선택지가 없거나, 집중적인 특수치료의 요건에 맞추기 위해 치료 바깥의 책임을 다하는 데 많은 방해를 받게 된다.

단계적 관리 모델은 집중치료의 자원을 신중하게 배분하여, BPD 환자를 위한 다면적 시스템을 구축하고 전체적으로 접근이 보다 용이한 관리체계를 만든다. BPD의 근거기반 치료의 비용 절감 효과가 환자 한 명당 연간 2,988달러인 것을 고려한다면 (Meuldijk 등 2017), BPD의 치료를 보다 폭넓고 효과적으로 할 때 상당한 비용이 절감될 것이고, 집중적 정신치료에 비합리적으로 긴 대기자가 생기는 것을 줄일 수 있다. 덜 집중적이고 더 짧은 치료를 더 조기에 더 많이 제공하는 것이 환자와 치료자, 넓게는 건강관리체계에 최선의 결과를 가져다줄 것이다. 하지만 이 단계적 관리 모델이 치료자의 자원이 덜 소요되면서도 충분히 좋은, 혹은 더 나은 결과를 낳을 것이라는 예비적 근거가 실제로 증명이 되는지는 추가적인 연구가 필요하다.

요점 정리

- 단계적 관리체계에서, GPM과 같은 실행이 더 용이한 일반치료와 DBT와 같은 집중적인 특수치료 모두 중요한 위치에 있으며, 환자의 임상 심각도와 치료에 대한 반응과 동기, 그리고 치료법이 이용 가능한지에 따

라서 일반치료나 특수치료를 적용한다.

- 다양한 단계적 관리 모델은 더 짧은 치료, 덜 집중적인 예방적 개입, 임상 단계화를 강조하고, 급성 상태에서 중간 단계를 거쳐 단계 하향식 전략을 통해 환자가 경한 단계에 오래 머물게 하고, 보다 집중적인 장기치료로의 이행은 필요시만 고려할 것을 제안한다.
- 증상이 발현되는 즉시 심리교육이나 10세션 GPM과 같은 단기 관리를 진입 치료로 시작하여, 간헐적 추적 치료로 단계 하향하거나, 필요와 동기, 접근 용이성에 따라서 GPM과 DBT 기술 그룹을 결합하거나 포괄적 DBT와 같은 장기치료로 단계 상향하는 식으로, GPM과 DBT는 단계적 관리 모델에 통합될 수 있다.

참고문헌

Bales DL, Verheul R, Hutsebaut J: Barriers and facilitators to the implementation of mentalization-based treatment (MBT) for borderline personality disorder. Personal Ment Health 11(2):118–131, 2017

Bateman AW, Gunderson J, Mulder R: Treatment of personality disorder. Lancet 385(9969):735–743, 2015

Berthoud L, Pascual-Leone A, Caspar F, et al: Leaving distress behind: a randomized controlled study on change in emotional processing in borderline personality disorder. Psychiatry 80(2):139–154, 2017

Brodsky BS, Stanley B: The Dialectical Behavior Therapy Primer: How DBT Can Inform Clinical Practice. Hoboken, NJ, Wiley, 2013

Carmel A, Rose ML, Fruzzetti AE: Barriers and solutions to implementing dialectical behavior therapy in a public behavioral health system. Adm Poly Ment Health Ment Health Serv Res 41:608–614, 2014

Chanen AM, Thompson K: Borderline personality and mood disorders: risk factors, precursors, and early signs in childhood and youth, in Borderline Personality and Mood Disorders: Comorbidity and Controversy.

Edited by Choi-Kain LW, Gunderson JG. New York, Springer, 2015, pp 155–174

Chanen AM, Berk M, Thompson K: Integrating early intervention for borderline personality disorder and mood disorders. Harv Rev Psychiatry 24(5):330–341, 2016

Charbon P, Kramer U, Droz J, Kolly S: Implementation of good psychiatric management in 10 sessions, in Applications of Good Psychiatric Management for Borderline Personality Disorder: A Practical Guide. Edited by Choi-Kai LW, Gunderson JG. Washington, DC, American Psychiatric Association Publishing, 2019, pp 233–252

Choi-Kain LW, Gunderson JG (eds): Applications of Good Psychiatric Management for Borderline Personality Disorder: A Practical Guide. Washington, DC, American Psychiatric Association Publishing, 2019

Choi-Kain LW, Albert EB, Gunderson JG: Evidence-based treatments for borderline personality disorder: implementation, integration, and stepped care. Harv Rev Psychiatry 24(5):342–356, 2016

Choi-Kain LW, Finch EF, Masland SR, et al: What works in the treatment of borderline personality disorder. Curr Behav Neurosci Rep 4(1):21–30, 2017a

Choi-Kain LW, Glasserman EI, Finch EF: Borderline personality disorder: treatment resistance reconsidered. Psychiatric Times 34(11), 2017b

Chung DT, Ryan CJ, Hadzi-Pavlovic D, et al: Suicide rates after discharge from psychiatric facilities: a systematic review and meta-analysis. JAMA Psychiatry 74(7):694–702, 2017

Cohen P, Crawford TN, Johnson JG, Kasen S: The children in the community study of developmental course of personality disorder. J Pers Disord 19(5):466–486, 2005

Cristea IA, Gentili C, Cotet CD, et al: Efficacy of psychotherapies for borderline personality disorder: a systematic review and meta-analysis. JAMA Psychiatry 74(4):319–328, 2017

Grenyer BFS, Lewis KL, Fanaian M, et al: Treatment of personality disorder using a whole of service stepped care approach: a cluster randomized controlled trial. PLoS One 13(11):e0206472, 2018

Gunderson JG, Links PS: Borderline Personality Disorder: A Clinical Guide,

2nd Edition. Washington, DC, American Psychiatric Publishing, 2008

Gunderson JG, Links PS: Handbook of Good Psychiatric Management for Borderline Personality Disorder. Washington, DC, American Psychiatric Publishing, 2014

Haglund A, Lysell H, Larsson H, et al: Suicide immediately after discharge from psychiatric inpatient care: a cohort study of nearly 2.9 million discharges. J Clin Psychiatry 80(2):27–32, 2019

Huxley E, Lewis KL, Coates AD, et al: Evaluation of a brief intervention within a stepped care whole of service model for personality disorder. BMC Psychiatry 19(1):341, 2019

Iliakis EA, Sonley AKI, Ilagan GS, et al: Treatment of borderline personality disorder: Is supply adequate to meet public health needs? Psychiatr Serv 70(9):772–781, 2019

Knight RP: Management and psychotherapy of the borderline schizophrenic patient. Bull Menninger Clin 17(4):139–150, 1953

Kramer U, Berger T, Kolly S, et al: Effects of motive-oriented therapeutic relationship in early phase treatment of borderline personality disorder: a pilot study of a randomized trial. J Nerv Ment Dis 199(4):244–250, 2011

Kramer U, Kolly S, Berthoud L, et al: Effects of motive-oriented therapeutic relationship in a ten-session general psychiatric treatment of borderline personality disorder: a randomized controlled trial. Psychother Psychosom 83(3):176–186, 2014

Kramer U, Stulz N, Berthoud L, et al: The shorter the better? A follow-up analysis of 10-session psychiatric treatment including the motive-oriented psychotherapeutic relationship for borderline personality disorder. Psychother Res 27(3):362–370, 2017

Landes SJ, Rodriguez AL, Smith BN, et al: Barriers, facilitators, and benefits of implementation of dialectical behavior therapy in routine care: results from a national program evaluation survey in the Veterans Health Administration. Transl Behav Med 7:832–844, 2017

Laporte L, Paris J, Bergevin T, et al: Clinical outcomes of a stepped care program for borderline personality disorder. Personal Ment Health 12(3):252264, 2018

Linehan MM, Korslund KE, Harned MS, et al: Dialectical behavior therapy for high suicide risk in individuals with borderline personality disorder: a randomized clinical trial and component analysis. JAMA Psychiatry 72(5):475482, 2015

Maillard P, Dimaggio G, Berthoud L, et al: Metacognitive improvement and symptom change in a 3-month treatment for borderline personality disorder. Psychol Psychother 93(2):309–235, 2020

McMain SF, Fitzpatrick S, Boritz, et al: Outcome trajectories and prognostic factors for suicide and self-harm behaviors in patients with borderline personality disorder following one year of outpatient psychotherapy. J Pers Disord 32(4):497–512, 2018

Meuldijk D, McCarthy A, Bourke ME, et al: The value of psychological treatment for borderline personality disorder: systematic review and cost offset analysis of economic evaluations. PLoS One 12(3):e0171592, 2017

Nakar O, Brunner R, Schilling O, et al: Developmental trajectories of self-injurious behavior, suicidal behavior and substance misuse and their association with adolescent borderline personality pathology. J Affect Disord 197:231–238, 2016

Neacsiu AD, Rizvi SL, Linehan MM: Dialectical behavior therapy skills use as a mediator and outcome of treatment for borderline personality disorder. Behav Res Ther 48(9):632–639, 2010

Paris J: Stepped care: an alternative to routine extended treatment for patients with borderline personality disorder. Psychiatr Serv 64(10):1035–1037, 2013

Paris J: Stepped Care for Borderline Personality Disorder: Making Treatment Brief, Effective, and Accessible. Cambridge, MA, Academic Press, 2017

Penzenstadler L, Kolly S, Rothen S, et al: Effects of substance use disorder on treatment process and outcome in a ten-session psychiatric treatment for borderline personality disorder. Subst Abuse Treat Prev Policy 13(1):10, 2018

Quaytman M, Sharfstein SS: Treatment for severe borderline personality disorder in 1987 and 1997. Am J Psychiatry 154(8):1139–1144, 1997

Schuppert HM, Giesen-Bloo J, van Gemert TG, et al: Effectiveness of an emotion regulation group training for adolescents: a randomized controlled pilot study. Clin Psychol Psychother 16(6):467–478, 2009

Stepp SD, Whalen DJ, Pilkonis PA, et al: Children of mothers with borderline personality disorder: identifying parenting behaviors as potential targets for intervention. Personal Disord 3(1):76–91, 2012

Stoffers JM, Völlm BA, Rücker G, et al: Psychological therapies for people with borderline personality disorder. Cochrane Database Syst Rev (8):CD005652, 2012

Swenson CR, Torrey WC, Koerner K: Implementing dialectical behavior therapy. Psychiatr Serv 53:171–178, 2002

Whalen DJ, Scott LN, Jakubowski KP, et al: Affective behavior during mother-daughter conflict and borderline personality disorder severity across adolescence. Personal Disord 5(1):88–96, 2014

제3장

좋은 정신과적 관리와 변증법적 행동치료의 기초

Deanna Mercer, M.D., FRCPC
Anne K.I. Sonley, J.D., M.D., FRCPC
Lois W. Choi-Kain, M.D., M.Ed.

이 장에서, 우리는 BPD 환자와의 작업에서 치료를 시작하고 안내하는 기본적 전략에 관해 설명할 것이다. 첫 번째 섹션은 치료자의 자세에 대한 것으로, 치료자의 공감을 저해하는 BPD 환자에 대한 흔한 오해에 대해서 명료화하고, 효과적인 치료 동맹을 형성하는 전략과 자기표현self-disclosure과 무관심함을 어떻게 치료적으로 이용하는지에 관한 지침을 설명할 것이다. 두 번째 섹션에서는 치료를 시작할 때 중요한 세 가지 과제에 대해 다룰 것인데, BPD 진단에 대한 심리교육을 제공하고, 환자와 치료의 빈도와 기간에 대해 논의하며, 환자가 "살 만한 가치가 있는 삶을 만들자"라는 목표를 세우는 것을 돕는다. 마지막 섹션은 치료의 구조, 내용, 세션에서의 접근법을 포함한 치료의 틀을 제공할 것이다.

치료자의 자세

불안정한 대인관계와 강렬한 감정반응이 BPD의 증상이기 때문에, BPD 환자와 치료 동맹을 유지하기 어려운 경우가 종종 일어난다. 정서적으로 예민한 사람이 반복적으로 비수인적 외상 경험을 겪게 되면, 그들은 자연히 타인에게 마음의 문을 열지 못하고 타인을 신뢰하지 못하게 된다. 결과적으로 BPD를 가진 사람들은 사회적 훈련이 어렵고 예민하며 강렬한 반응을 보이고, 치료자는 이런 사람들을 '힘든 환자'로 여기게 된다. 당연히, 환자가 치료자를 신뢰하지 않고 마음을 열지 않을 때 치료를 시행하는 것은 더 어렵다. 변증법적 행동치료(DBT)와 좋은 정신과적 관리(GPM)는 타인을 신뢰하고, 마음을 열기 힘들어하는 환자와 좋은 치료 동맹을 형성하고, 치료자의 공감 능력을 향상시키기 위한 전략을 제시한다. 공감적 태도를 유지하는 것은 치료자가 환자를 한 세션만 만나든, 장기간 치료하든 상관없이 효과적이다.

공감 그리고 낙인에 대해서 다루기

GPM과 DBT는 둘 다 치료자가 공감적으로 환자와 만나고 BPD 환자의 낙인을 줄이기 위해 어떻게 할지에 대한 틀을 제공한다. John Gunderson은 BPD 환자들이 치료에 반응하지 않는 이유가 BPD 환자에 대한 제대로 된 이해가 부족하고, 그들에게 적합하지 않은 치료를 하기 때문이라고 관찰했다. Gunderson은 BPD에 관한 낙인이 오해를 낳고, 그것이 효과적인 치료를 방해한다는 것에 주목했다(Gunderson 1984; Gunderson과 Links 2014)(〈표 3.1〉 참조). 〈표 3.1〉에서, 오해 1에서 오해 3까지는 치료관계에서 발생하는 문제들이 환자들의 증상 때문임을 인식하지 못해서 생긴 것이다. 예를 들어, 오해 1(BPD를 가진 사람들은 분노에 차서 자기 치료자를 공격한다)은 BPD의 증상인 타인에 대한 과도한 분노와 두려움이라는 맥락에서 이해할 수 있다. 이러한 성격적 특성들을 치료해야 할 주요 증상으로 보지 않는다면, 환자와 치료자 모두, 치료관계에서의 갈등을 개인적인 갈등으로 인식하게 되기 쉽다. 만약 치료자가 BPD 진단을 환자에게 공유하지 않아서, 환자가 자신이 아프고 도움이 필요하다고 생각하는 대신 자신이 나쁘고 형편없다고 느끼게 된다면, 이것은 굉장히 해롭다.

BPD를 그 증상으로 이해하는 의학화된 틀을 채택할 때, 치료자는 환자가 배워야 할 것을 교육하는 것에 초점을 두고, 그들이 대인관계 취약성을 보다 잘 관리하고 관계에서 원하는 것을 얻을 수 있게 도울 수 있다. 그러므로 이러한 오해들을 명료화하여 환자들에 대한 경계심을 줄이고, 보다 공감적인 자세를 가지는 것이 필요하다. "BPD를 가진 사람들은 호전되기 어렵다"라는 오해(오해 2)는 환자를 절망스럽게 만드는데, 대부분의 환자들이 시간이 지나면 증상이 관해된다는 연구 결과를 알려주는 심리교육이 그 대응책이 될 수 있다. GPM은 "효과적인 치료를 위해서는 전문가의 집중적인 치료가 필요하고, 치료자는 24시간 대기하고 있어야 한다"라는 오해(오해 3~6)에 맞서기 위해 고안되었다. 완전한 형태의 DBT 즉, 전문가의 집중적 치료와 24시간 기술 코칭을 제공해야만 BPD에 효과적인 치료인 것이 아니고, 일반적 접근법 또한 충분히 좋은 효과를 낸다는 것이(제2장, 「경계선 성격장애의 단계적 관리에서 좋은

〈표 3.1〉 경계선 성격장애(BPD)에 관한 흔한 오해들

오해	GPM의 명료화
1. BPD를 가진 사람들은 분노에 차서 자기 치료자를 공격한다.	치료자에 대한 과도한 분노와 두려움은 그 질환의 증상이다.
2. BPD를 가진 사람들은 호전되기 어렵다.	6개월 안에 10%, 1년에 25%, 2년에 50%가 관해된다. 재발은 드물다.
3. BPD를 가진 사람들은 특수치료의 전문가가 시행하는 집중적인 치료를 통해서만 호전될 수 있다.	그러한 치료는 환자들 중 일부에서만 필요하다.
4. BPD를 가진 사람들은 치료에 저항한다.	대부분은 자신의 고통에서 벗어나기를 바라며, 치료는 심리교육이 필요하다.
5. 반복되는 자살 위험으로 치료자가 법적 책임을 질 위험이 있다.	과도한 부담이나 소송에 대한 두려움은 경험의 부족과 구조화되지 않는 치료로 인한 것이다.
6. 반복되는 위기로 인해 치료자는 24시간 내내 대기해야 한다.	그런 요건이 필요한 경우는 드물다. 만약 그래야 한다면, 다른 수준의 관리가 필요함을 의미한다.
7. BPD 특성은 '성격 결함' 혹은 양심 결핍이다.	BPD를 가진 사람이 종종 스스로 '나쁜 인간' 혹은 '악마'라고 표현하지만, BPD 특성은 유전적 소인이며, 학습된 행동들이다.

주석. GPM=good psychiatric management.
출처. Gunderson과 Links 2014에서 발췌.

정신과적 관리와 변증법적 행동치료의 통합」을 보라) 현재에는 잘 알려져 있다. 최신 의학 정보를 이용하여 BPD에 관한 흔한 오해들을 불식시킨다면, 환자와 치료자 모두가 치료 작업에 대한 믿음을 회복할 수 있게 될 것이다.

DBT에서는 치료자와 환자가 받아들여야 할 여러 가정들이 있다(〈표 3.2〉 참조). 이런 가정들(예: 가정 2, BPD를 가진 사람들은 호전되기를 원한다)은 치료자의 허무감이나 부정적인 감정을 줄이고, 환자가 자신에 대해 부정적으로 판단하지 않도록 하는 효과가 있다. DBT에서는 치료 초기에 치료자와 환자가 이 가정들을 살펴보도록 권고한다. 이러한 가정들은 환자와 치료자가 함께 하는 작업을 어떻게 이해하는지에 대한 기초가 된다. 환자와 치료자에게 각자의 역할이 무엇이고 각자 염두에 둬야 할

〈표 3.2〉 변증법적 행동치료(DBT)의 가정들

1. BPD를 가진 사람은 그들이 할 수 있는 최선을 다하고 있다.
2. BPD를 가진 사람은 호전되기를 원한다.
3. BPD를 가진 사람은 더 잘하고, 더 노력하고, 변화하기 위한 의지를 더욱 가질 필요가 있다.
4. BPD를 가진 사람의 문제가 다 그들의 탓으로 인한 것이 아닐 수도 있지만, 어쨌든 그들이 그 문제들을 해결해야 한다.
5. BPD를 가진 사람이 자살 시도를 하는 것은 자신들의 현재 삶을 견딜 수 없기 때문이다.
6. BPD를 가진 사람은 모든 상황에서 새로운 행동을 배워야 한다.
7. 모든 행동(활동, 생각, 감정 등)에는 이유가 있다.
8. 행동의 원인을 이해하고 변화하는 것이 판단하고 비난하는 것보다 더 효과적인 방법이다.
9. 환자들은 치료에서 실패하지 않는다.
10. BPD 환자를 치료하는 임상가는 지지를 필요로 한다.

주석. BPD=borderline personality disorder.
출처. Guilford Publications Inc.의 허가를 받아 발췌함. Linehan, MM: "Overview of Treatment: Targets, Strategies, and Assumptions in a Nutshell," in *Cognitive-Behavioral Treatment of Borderline Personality Disorder*, New York, Guilford, 1993, pp. 106–108. permission conveyed through Copyright Clearance Center, Inc.

치료의 목표가 무엇인지를 분명하게 알려준다. 또한, 문제가 되는 감정과 행동을 판단하고 비난하기보다는 그것의 원인이 무엇인지를 이해할 수 있게 돕는다. 새로운 행동 방식을 배워야 하고, 치료에서 배운 것을 치료 밖에서도 적용해야 한다는 입장을 취한다.

치료 동맹 확립

치료 초기에는 환자와 치료자 간의 치료 동맹이 환자가 치료에 머무는 유일한 이유일 때가 종종 있다. 치료가 진행되면, 환자가 치료 바깥의 삶에서 호전을 경험하기 때문에 대개는 치료에 대한 확신을 가지게 된다. GPM과 DBT는 환자가 치료에 집중할 수 있도록 강한 치료 동맹을 형성하기 위한 전략을 제시한다. 다음의 전략은 두 치료 모두에 해당한다.

- 심리교육: 질환에 대한 심리교육은 수치심을 줄이고 치료 효과에 대한 기대를 고

취한다.

- 적극적인 태도와 직접적인 의사소통: 적극적이고 집중적이며 소통하는 자세가 필요하다. 치료 세션에서 치료자가 생각하는 것과 경험한 것에 대해서 환자에게 직접적이고 열린 자세로 의사소통함으로써, 새로운 배움에 대해 신뢰하고 마음을 열 수 있게끔 한다. 오랜 침묵과 같은 모호한 의사소통은 종종 극심한 불안이나 혐오감을 불러일으킨다.
- 수인적 반응validation: 수인적 반응은 환자의 경험에 대해 진심으로 궁금함을 표현하고 이해하려는 태도를 말한다. 환자의 고통에 수인적 반응을 보일 때, 그들의 고통을 줄여주고 치료자가 자신을 이해한다고 느끼게 하며 치료 동맹을 강화시킨다 (수인적 반응은 제5장, 「변증법적 행동치료의 툴 키트」에서 자세히 설명하였다).
- 스트레스 상황과 고통에 대해 다루기: 치료자는 환자가 일상에서 겪고 있는 현재 문제들에 대해 질문하고 다루어야 한다. '지금-여기'의 문제를 효과적으로 다루고 주관적인 고통이 줄어들면 치료 동맹이 강화된다.
- 치료자의 일관적이고 자신감 있는 태도: 치료의 구조와 전략은 환자의 고통을 줄이고 혼란스러운 감정에 대처하며, 살 만한 가치가 있는 삶을 만드는 것을 도울 수 있다는 것을 보여주었다. 구조를 가지는 것은 치료자가 환자에게 일관되게 반응할 수 있는 능력을 향상시킨다. 과거에 치료자가 치료 효과를 확신하지 못했던 경험을 한 환자라면, 치료자가 치료 효과에 자신감을 가지는 것이 그 환자에게는 큰 힘이 된다. 동시에, 치료자는 어떤 치료도 항상 효과적일 수는 없다는 사실을 염두에 두고 합리적인 자신감을 가져야 한다.
- 치료자의 이용 가능성availability: 일반적으로, BPD 환자가 치료에 접근하기는 힘들다. 그들은 치료자에게 가까워지기 바라면서도 동시에 두려워한다. 치료가 그들을 변화시키기를 바라면서도 변화에 대해 두려워한다. 자신의 고통을 극복할 수 있기를 바라지만, 자신의 힘으로 극심한 고통을 헤쳐 나갈 자신이 없다. 대다수의 환자들은 약속된 치료시간 외에는 치료자에게 연락하지 않는다.

자기표현과 무관심

GPM과 DBT는 치료자가 제한적으로 자기표현self-disclosure을 하도록 한다. 자기표현을 하는 것은 환자에게 도움이 되고 필요하다고 느낄 때 권장된다. DBT에서는 두 가지 형태의 자기표현이 있는데, 자기 관여self-involving 표현과 개인적personal 자기표현(Linehan 1993)이다.

*자기 관여 표현*self-involving disclosure은 치료자가 환자의 행동에 대해 개인적인 반응을 바로 표현하는 것이다. 예를 들어, 치료자가 "○○ 씨가 저에게 지금처럼 소리를 지르면, 저도 두렵습니다. 그래서 ○○ 씨를 돕기 위해 집중하기가 힘들어집니다"라거나, "제가 ○○ 씨에게 도움이 안 된다는 이야기를 계속 듣는 것이 힘들고, 저도 기운이 빠집니다"라고 표현할 수 있다. 자기 관여 표현을 통하여, 치료자가 느끼고 생각하는 것에 대해서 환자가 이해할 수 있도록 돕고, 자신의 행동이 타인에게 어떤 영향을 주는지에 대해 중요한 피드백을 제공할 수 있다. 이런 형태의 표현은 정확하고 직접적인 의사소통의 모델이 될 수 있다.

*개인적 자기표현*personal self-disclosure은 정상적인 반응의 예를 보이거나 문제를 해결하는 방식을 보여주기 위해서, 치료자의 과거 경험을 공유하는 것이다. 예를 들어, 환자에게 기술 훈련을 교육할 때, 치료자가 그 기술을 사용하여 효과가 있었던 예를 들 수 있다.

사적인 경험을 공유할 때는 그 내용이 치료자에게 편한 것이어야 한다. 치료자가 불편하게 여기는 내용을 알려 달라고 환자가 요구할 경우, 치료자가 그것에 응할 의무는 없다. 그러나 치료자의 경험을 더 많이 공유해달라는 환자의 요구를 병적이라고 여겨서는 안 된다. 또한, 자기표현이 효과가 있을 수는 있으나, 치료자의 문제로 환자가 부담을 느끼게 하지 말아야 한다. 환자의 어려움이 치료자의 어려움과 비슷하다고 가정하여 환자의 경험에 대해 비수인적 반응을 하게 될 수도 있으니, 조심하는 것이 필요하다.

GPM에서는 환자와 치료자의 관계가 전문적이고 실제적이라고 생각한다. 자기 관여 표현은 환자의 행동이 치료자를 포함한 타인에게 어떤 영향을 주는지에 대한 피드백이기도 하다. GPM에서 치료자가 모델이 되어야 하는 중요한 부분은 실수에 대한 자기표현이다. 모든 사람들은 실수할 수 있다는 맥락에서, 치료자도 자신의 실수를 인정하도록 조언받는다. 그렇다고 치료자가 나쁘다거나 환자에게 상처를 주려고 의도했다는 의미는 아니다.

때때로 환자에게 무관심하다는 듯이 무덤덤하게 이야기하는 것이 필요하다는 데에 DBT와 GPM 모두가 동의한다. DBT에서는 치료자가 예상치 못한 순간에 자연스럽고 유머러스하게 무관심한 반응을 보일 때, 환자의 생각과 기분에 변화를 가져올 수 있다고 한다(Linehan 1993). 환자는 치료자의 무관심한 반응에 신선함을 느끼기도 하고, 굳어진 마음을 열고 치료자가 하는 말에 더 귀를 기울일 수도 있다. 예로, 환자가 "자살할 거에요!"라고 했을 때, 무관심한 반응으로 "자살을 했을 때 문제는 물론 당신이 죽는 것이지만, 또한 제가 더 이상 ○○ 씨를 도울 수가 없게 됩니다"라거나 "그러면 우리 치료가 중단될 텐데, 그것을 원하는 것은 아니실 것 같아요"라고 할 수 있다. 따뜻하고 집중하고 진실하고 친절하며 다정한 태도가 치료자의 주된 태도이고, 무관심한 반응은 보통 일시적이어야 한다. 또 무관심한 반응은 진심에서 나와야 하고, 치료자가 불만스럽거나 짜증 나서가 아니라 따뜻한 관심에서 하는 말이어야 한다.

치료 시작하기

진단 내리기

치료자가 할 수 있는 가장 효과적인 일 중의 하나가 BPD 진단에 대해 환자와 함께 논의하는 것이다. BPD에 대한 낙인을 생각한다면, 진단을 공개한다는 것에 회의적일 수 있다. 그러나 우리의 경험에 의하면 환자들은 자신의 진단에 대해 논의하는 것에 좋은 반응을 보인다. 진단을 공유하고 이에 대해 심리교육을 했을 때, 증상이 호전된다는 연구 결과가 있다(Zanarini와 Frankenburg 2008; Zanarini 등 2018). 진단에 대해 논의하는 방법에는 환자에게 DSM-5의 BPD 진단기준(American Psychiatric Association 2013)을 복사하여 주고, 어떤 문항이 자신과 맞는다고 느끼는지에 대해 이야기하는 것이다. 그런 다음, 질환의 원인, 치료, 예후에 대한 정보를 제공한다. 환자의 경험에 대해 수인적인 반응을 하고 더 자세한 예를 들어보도록 하는 것이 매우 도움이 된다.

다음은 심리교육의 예시이다.

- 진단기준을 하나씩 살펴본다: "○○ 씨가 지금까지 얘기하신 것에 비추어 보면, ○○ 씨의 증상을 경계선 성격장애로 설명할 수 있을 것 같습니다. 경계선 성격장애는 흔한 질환이고 또 호전될 수 있습니다. 지금까지 불안장애로 생각하고 약물치료 등의 치료를 받았지만, 호전을 보이지 않았던 이유도 ○○ 씨가 경계선 성격장애를 가지고 있었기 때문일 것입니다. 이것을 보시면 이 질환의 진단기준을 알 수 있습니다(DSM-5 BPD 진단기준을 준다). ○○ 씨의 증상을 잘 설명했다고 느끼는 항목이 있나요?"
- 이 질환의 원인에 대한 궁금증을 이끌어낸다: "이 질환이 왜 생기는지 궁금하실 것 같습니다."
- 생물학적 영향을 설명한다: "예를 들어 5학년 교실에 들어가서 학생들의 키를 잰다면, 어떤 학생은 정말 크고 또 어떤 학생은 정말 작고, 나머지 학생들은 그 중간이겠죠. 강렬한 감정을 느끼는 정도도 이와 같습니다. 어떤 사람은 강렬한 감정을 느끼게 태어나고 어떤 사람은 거의 그렇지 않게 태어나고, 대부분의 사람들은 그 중간 어느 정도로 태어납니다. BPD를 가진 사람들은 다른 사람들보다 강렬한 감정을 느끼기는 경향이 있어서, 주변에 더 예민하고 감정이 더 오래 지속됩니다. 강렬한 감정반응을 하는 면에서 ○○ 씨는 스스로 어떤 것 같습니까?"
- 환경의 영향을 설명한다: "강렬한 감정을 느끼는 것 자체가 문제가 되지는 않습니

다. 강렬한 감정을 느낀다고 모두가 BPD로 진행되지는 않습니다. 그런데 어떤 경우에는 성장 환경이 그들의 강렬한 감정반응에 적합하지 않기도 합니다. 예를 들어, 보통의 부모는 아이들이 슬픈 영화를 볼 때, 어떤 아이는 덤덤하고, 또 어떤 아이는 영화가 끝난 후에도 30분 이상 우는지 이해하기가 힘들 겁니다. 그래서 우는 아이에게 '그만해, 울지 마, 그렇게 슬퍼할 일이 아니야'라고 말할 수 있습니다. 그 아이는 자신의 강렬한 감정반응을 이해하지 못하는 주변의 반응을 반복하여 경험하면서, 스스로의 감정에 대해 의문이 들고 혼란스러워집니다. 비수인 반응 invalidation은 이런 이해를 받지 못하는 경험을 가리킵니다. 아동학대와 같은 외상적 경험은 비수인 반응의 극심한 형태라고 할 수 있습니다. ○○ 씨의 성장 과정에서 이런 경험이 있었나요?"

- 비적응적인 행동에 대해 어떻게 대처할지 논의하기: "사람들은 자신의 감정 경험을 이해받지 못하면 위축되기 마련입니다. 자해, 물질남용, 폭식 등과 같은 많은 BPD 증상들이 감정을 더욱 위축시키는 대처 방식들입니다. 이런 행동들은 짧게는 감정을 위축시키지만, 길게는 더욱 부정적인 결과를 낳습니다. 당신도 그런 면이 있는 것 같습니까?"
- 대인관계 과민감성의 정도를 평가하기: "대인관계에서 거절당하는 것이나, 거절에 대한 불안은 대부분의 사람들이 힘들어합니다. BPD 환자들에게, 대인관계에서 거절을 경험하면 분노하거나 우울해지는 일은 흔합니다. 당신도 그런 적이 있습니까?"
- 치료와 예후에 관해 이야기하기: "BPD를 극복하는 첫 단계는 일상에서 일어나는 사건들 사이의 감정과 행동을 연결하고, 또 당신이 인식하는 방식과의 상관성을 살펴보는 것입니다. 다음 단계는 보다 나은 대안적인 대처 방안을 찾아보는 것입니다. 다른 질환과 마찬가지로, BPD의 발현에 유전적 요소와 환경적 요소가 모두 관여한다는 사실을 알아야 합니다. 좋은 뉴스는 BPD를 가진 사람들이 시간이 지나면 치료 없이도 대체로 호전된다는 것입니다. 더 궁금한 것이 있습니까?"

치료의 빈도와 기간에 대해 논의하기

치료자는 첫 세션에서 환자와 치료의 빈도(예: 매주 1회, 격주, 매월 1회)와 기간에 대해 논의해야 한다. 치료 기간(예: 일 년간)을 미리 정할 수도 있고, 미리 정하지 않고 경과를 보면서 정할 수도 있다. 표준 DBT에서는 보통 치료자와 환자가 치료목표에 대해 논의하는 예비 세션으로 네 번의 세션을 안배한다. 환자가 치료목표에 전념할 강한 의지가 보일 때 비로소 치료를 시작한다. GPM에서는 BPD에 관한 심리교육을 하고 치료에 전념하게 하도록 한두 세션을 배정한다.

대체로 더 심한 BPD 환자들은 치료를 더 받게 되는데, 치료가 늘어나면 환자들의 환자 역할sick role을 부추길 수 있어서 오히려 변화와 진전에 저항하는 문제가 발생하기도 한다. 이 문제에 대해서 GPM과 DBT의 접근 방식이 다르지만, 둘 다 치료의 경과에 따라 치료를 지속할지 결정해야 한다는 원칙은 동일하다.

GPM에서는 치료를 시작할 때, 치료는 효과가 있을 때 한해서만 계속한다는 것을 분명히 한다. 치료의 빈도는 치료 경과에 따라 조정한다. 예를 들어 치료 초기에는 환자가 치료목표에 전념하고 있다면, 매주 1회나 매주 2회까지도 효과적일 수 있다. 만약 치료가 도움이 되지 않는다면 치료 빈도를 줄이거나 치료를 중단하는 것도 필요하다.

단기 DBT는 1년간의 치료를 계약한다. 환자가 4세션을 연달아 결석할 때는 치료가 중단된다. 이것이 공식적으로 치료가 중단되는 유일한 경우이다.

환자가 호전을 보이지 않을 경우, GPM과 DBT 모두 치료에 대해 다시 평가할 것을 권고한다. 제6장, 「좋은 정신과적 관리의 툴 키트」에 호전의 명확한 기준이 설명되어 있다. 이 기준을 충족하지 못할 때는 즉시 환자와 치료의 효과에 대해 논의하고, 치료가 효과를 내기 위해 무엇이 필요한지를 찾아야 한다. 이렇게 함으로써, 치료자와 환자가 왜 진전이 없는가에 초점을 맞추고 함께 치료를 평가할 수 있는 기회가 된다. 만약 환자의 자살 성향이 줄어들지 않는다면, GPM 치료자는 치료가 효과가 있는지에 대해 솔직하게 의문을 가져야 한다. 혹시 치료자가 무의식적으로 환자의 자살 행동을 강화하지 않았는지 돌아봐야 하는데, 위기 상황에 더 관심을 보이거나 너무 돌보는 태도 혹은 너무 거리를 두는 태도로 인해 자살 행동을 부추겼을 수도 있다. 환자가 지속적으로 물질을 남용하거나, 결석하거나, 치료비를 지불하지 않거나, 안전계획을 실천하지 않을 때도 치료의 효과를 재평가하는 것이 필요하다. 환자가 안전계획에 반하는 행동을 하거나 치료자의 역량을 벗어나는 문제행동을 보인다면 치료는 보류한다. 치료를 중단할 때, 보다 집중적인 BPD 특수치료에 환자를 의뢰하는 것에 대해 제안해 볼 수 있다.

치료 호전이 없을 때 DBT의 접근 방식은 다소 다르다. 치료 호전을 막는 환자의 행동을 찾고, 그런 행동을 줄여줄 수 있는 문제 해결 방법을 시도한다. 최후의 수단으로 환자에게 '휴가'를 주는 것을 고려해볼 수 있다. 특정한 기간 또는 변화가 생길 때까지 치료를 중단한다. 어떻게 행동해야 휴가를 피할 수 있고 또 치료를 재개할 수 있는지에 대해서, 환자에게 구체적이고 명확하게 설명해야 한다. 휴가 동안, 치료자는 환자에게 주기적으로 연락하여, 환자가 치료를 재개할 수 있기를 바라며 그것을 위해 필요한 요건을 채우기를 바란다는 뜻을 전달한다. DBT에서는 일방적인 치료중단을 피하려고 하지만, 환자가 치료종결 시점(일반적으로 1년)까지 휴가 상태에 있는 경우도 있다. 이런 환자는 추후 치료를 다시 시작할 수 있다. 극단적인 경우, 치료자가 치료를 종결하기로 했다면, 이것은 치료의 실패를 의미하는 것이지 환자가 실패자라는 의미가 아니라는 것을 강조하는 것이 중요하다.

임상 환경과 자원의 이용 가능성에 따라, 치료자가 유연하게 치료의 빈도와 기간을 선택하기를 권장한다. 핵심적인 원칙은 치료를 시작할 때 환자와 함께 치료의 빈도와 기간에 대해 논의하고, 치료가 효과적일 때만 치료를 계속한다는 것이다. 다시 말해, 증상의 호전이 없다면 치료 빈도를 늘리지 않고, 효과가 있을 때만 빈도를 늘린다는 것이다. 만약 치료의 효과가 없다면, 환자와 치료자는 협력적인 태도로 치료에 대해 재평가해야 한다.

환자의 목표를 세우기

GPM과 DBT는 치료를 시작할 때 환자의 목표를 세울 것을 강조한다. 환자가 자신의 치료에 적극적으로 참여해야 하므로, 협력적으로 치료목표를 세우는 것이 매우 중요하다. 환자의 목표를 이루기 위해 함께 노력함으로써 치료 동맹도 강화된다.

GPM과 DBT 모두 치료 바깥의 환자의 일상에 초점을 맞추고, 치료의 최종 목표로 '살 만한 가치가 있는 삶'을 제시한다. 살 만한 가치가 있는 삶이란 것이 어떤 것인지 사람에 따라서 다를 것인데, '자해 행동 줄이기'와 '치료에 꾸준히 참석하기'와 같은 목표는 더 나은 삶을 위한 우선적인 목표로 삼기에 적합하다.

GPM은 친밀한 관계 맺기보다, 그 이전에 취업의 중요성과 사회적 지지체계를 만드는 것을 강조한다. 직업은 삶의 구조를 제공하고 자존감의 중요한 원천이 된다. 자존감은 타인의 반응보다는 자신의 활동과 성취로 강화된다. 사회적 지지체계를 통해 환자는 안전하다고 느끼고 자신이 가치 있는 사람이라는 생각을 할 수 있다. 직업과 사회적 지지는 BPD 환자가 고통을 겪는 가장 중요한 근원인 대인관계 스트레스를 견딜 수 있도록 한다.

GPM에서는 환자와 치료자가 함께 단기 치료목표를 세우는데, 스트레스 상황에 대처하고 극복하기, 도움을 요청하는 능력 키우기, 물질남용과 자해 줄이기, 수면 건강의 향상 등이 그것이다. 이런 단기 치료목표들은 살 만한 삶을 만든다는 장기 치료목표를 이룰 수 있게끔 한다.

DBT에서는 환자가 자신의 삶을 살 만하게 만드는 요건을 찾고, 그들의 가치와 목표를 정하도록 격려한다. 때로는 환자에게 공통적인 가치관의 목록을 주고, 스스로 가치의 순위를 정하도록 한다(부록 A, 「공통의 가치」 목록을 보라). 자신의 가치를 찾았다면 그에 따른 목표를 정하고, 그 목표를 이루기 위한 작은 단계적 행동을 설정한다. 가치[value]는 지금 여기에 존재하는 것이고, 목표[goal]는 미래에 성취하고 싶은 것을 의미한다. 단계적 행동을 정하는 것은 최종 목표를 보다 구체적이고 실현할 수 있으며 측정 가능한 작은 단계적 목표로 나누는 것이다. 예로, 어떤 사람의 가치가 '관계 맺기'라고 한다면, 이 가치에 따른 목표는 '부모님과 자주 대화하기'로 할 수 있다. 그리고 이 목표를 위한 단계적 행동으로 '이번 주 일요일 7시에 부모님께 전화하기'를 정할 수 있다.

1) 자살 행동과 파괴적인 행동을 줄이고, 2) 치료의 효과를 방해하는 행동을 줄이며, 3) 삶의 질을 저해하는 행동을 줄인다는 목표를 어떻게 환자의 가치에 연결시킬 수 있을지를 찾고, 목표를 이루기 위한 단계적 활동을 정하는 것은 매우 도움이 된다.

치료자한테는 어떤 목표가 환자의 삶을 향상시킬 수 있을지가 명확하게 보이지만, 자신의 삶에 대한 희망을 잃고 오로지 증상 완화에만 집중하는 환자에게는 그렇지 않을 수 있다. GPM과 DBT는 증상과 고통을 다루지만, 효과가 지속되기 위해서는 그들의 삶 자체가 향상되어야 한다고 강조한다. 환자들이 종종 치료목표를 세우는 것부터 힘들어하므로, 치료자가 함께 협력적으로 작업하는 것이 필요하다.

치료 계약 설정하기

BPD 치료가 효과적이기 위해서는 분명한 치료의 틀이 있어야 한다. 치료 시작부터, 치료자가 환자에게 무엇을 기대하고 환자는 치료자에게 무엇을 기대하는지에 대한 윤곽을 그리는 것이 중요하다. 말로 혹은 문서로 이런 기대를 전달하고 논의한다. 치료의 틀을 세우는 목적은 치료를 경직되고 융통성 없게 하려는 것이 아니다. 환자와 치료자 모두 치료의 틀을 벗어날 때가 있을 것이다. 치료의 틀을 세우는 목적은 환자와 치료자가 당면할 공동의 어려움을 예상할 수 있도록 하기 위한 것이며, 치료의 틀에서 벗어났을 때 경각심을 갖고 논의할 수 있도록 하기 위함이다.

치료의 빈도와 기간에 대한 정보를 제공하는 것에 더해, 치료자는 치료 시작부터 아래와 같은 기대에 대해 명확하게 할 필요가 있다.

- 치료에 전념할 것

- 치료의 빈도와 기간
- 물질남용, 자해, 자살 행동, 병적인 식이 습관을 줄이는 것에 대한 동의
- 치료자가 다른 치료 제공자들과 의견을 주고받는다는 것
- 치료자가 환자의 가족이나 다른 사회적 지지체계와 연락한다는 것
- 치료시간 외에 치료자와 연락 가능한 방법과 시간(만약 가능하다면)
- 치료비 지불
- 결석한 세션, 지각에 대한 계약
- 취업, 학업, 혹은 봉사활동을 위해 노력한다는 요건
- 자살사고가 심해질 경우의 계획

문서로 작성된 계약의 예시는 부록 B에서 볼 수 있다.

치료

세션의 구조

BPD의 치료에서는 치료 구조가 있을 때 치료자의 자신감이 향상되고 치료자가 환자를 보다 잘 수용할 수 있어서 구조를 명확하게 하는 것이 필요하다. GPM와 DBT 모두, 치료 세션이 일관되고 예측 가능하도록 구조를 구축하는 것이 중요하다고 여긴다.

GPM 세션의 구조는 유연해서 어떤 주제라도 다룰 수 있다. 전형적인 구조는 마지막 세션 이후 지금까지 어떻게 지냈는지 확인하고, 초점이 되는 증상들을 살펴보는 것이다. 자살 행동, 자해, 혹은 다른 충동적인 행동이 있다면 반드시 다루어야 한다. GPM은 환자가 그 주간의 사건들을 연결시키도록 하는데, 특히 대인관계 사건에서 감정과 행동을 연결시키도록 권장한다. 이는 환자가 자신의 삶에 일관된 서사를

만들 수 있도록 돕기 위해서이다: "자기 자신과 삶을 이해하기."(제6장, 「좋은 정신과적 관리의 툴 키트」를 보라.)

DBT 세션은 더욱 구조적이다. 각 세션은 지난주의 일기장을 살펴보는 것으로 시작한다. 환자는 일기장에 목표 행동과 충동(예: 자해, 물질남용), 감정과 사용한 기술들을 기록한다(일기장에 대해서는 제5장, 「변증법적 행동치료의 툴 키트」를 보라). 그다음에는 환자와 치료자가 함께 그 세션을 위한 의제를 정하는데, 목표 행동target behaviors 들의 우선순위에 따른다. 그리고 그 세션을 요약하고, 숙제를 정하고, 숙제를 이행하는 데 생길 수 있는 어려움을 해결하고, 또 환자가 잘 해낸 부분이 있다면 그것을 강조한 다음, 치료를 마친다.

감정과 행동을 연결하기

DBT와 GPM에서 치료자는 환자가 현재 삶의 사건들과 자신의 감정, 인지, 행동 반응을 연결할 수 있도록 돕는다. DBT의 근본적인 가설은 모든 행동에는 이유가 있다는 것이다(〈표 3.2〉, 「DBT의 가정들」의 목록을 보라). 행동을 변화시키기 위해서는 그 행동의 이유가 무엇인지 알아야 한다. 예를 들어, 환자가 자해를 멈추기를 바란다면, 어떤 때에 자해하게 되는지 살펴보고, 어떤 이유로 자해하고, 어떤 결과로 이어지며, 또 자해를 반복하게 하는 요인(강화 요인)이 있는지 찾아야 한다. 연쇄 분석chain analysis은 문제행동을 일으키고 부정적인 결과를 낳게 하거나 문제행동을 강화하는 사건과 감정, 생각을 찾는 체계적인 방법이다([그림 3.1] 참조). 감정과 행동이 어떻게 연결되는지 알고 나면, 앞으로의 문제행동을 피하기 위해 어떻게 행동을 수정할지, 또 어떻게 다른 결과로 이어질지를 예측하여, 보다 쉽게 문제를 해결할 수 있다.

말로써 연쇄 분석을 할 수도 있지만, 환자가 스스로 종이나 칠판에 연쇄 분석을 그려보도록 하면 효과적이다. 이때 치료자는 환자와 협력적으로 작업하면서, 환자가 자신의 행동에 대해 궁금증을 갖고 돌아볼 수 있도록 돕는다. 그리하여 환자가 감정적인 사건에 연관된 요소와 행동 패턴을 찾을 수 있도록 한다. 환자가 문제행동의 기

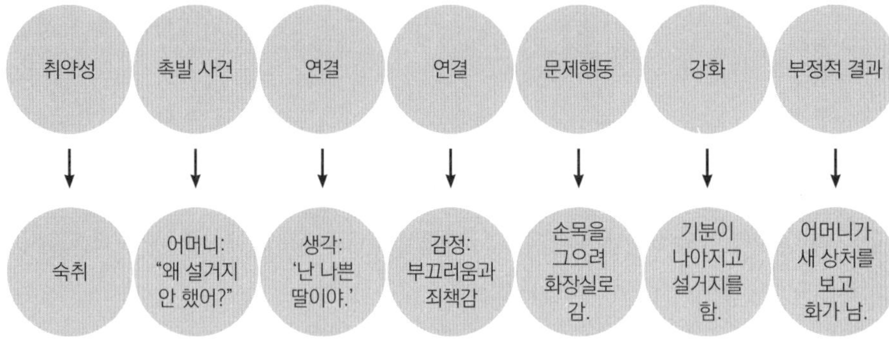

[그림 3.1] 연쇄 분석의 예시

능을 이해하는 것이 중요하다. 환자와 치료자가 서로에 대해 잘 알게 되면, 연쇄 분석한 사건들의 공통 패턴이 관찰된다. 만약 환자의 문제행동이 변함없이 지속된다면, 어떤 요소를 간과했을 수 있으므로 더 집중적이고 정확한 분석을 할 필요가 있다.

환자가 자신의 행동 패턴에 대해 잘 인식하게 되고, 행동에 어떤 기능이 있는지 분명해지면, 연쇄 분석에 소요되는 시간이 짧아질 것이다. 다음은 연쇄 분석의 예시이다.

치료자: "어제 무슨 일이 있었나요?"

환자: "어제 직장에서 해고당했어요. 너무 창피했어요. 집에 오니 문 앞에 예전에 거래하던 마약 딜러가 와 있었는데… 순간 너무 마약을 하고 싶어서… 그래서 해버렸어요."

치료가 진행되면, 치료 세션 전에 환자가 스스로 연쇄 분석을 완성하도록 격려하고 세션 중에 그것을 살펴본다.

많은 환자들이 연쇄 분석을 거북해한다는 것을 염두에 두어야 한다. 왜냐면 수치심과 같은 고통스러운 감정을 불러일으키는 행동들을 기억해야 하기 때문이다. 이 작업이 얼마나 힘든지 치료자가 인정하고, 행동을 고치기 위해서는 우선 그 행동의 기능을 이해해야 한다는 것을 강조하면, 힘들어하는 환자를 도울 수 있다.

DBT와 같이 GPM 역시 연쇄 분석을 권장하는데, GPM에서 다른 점은 문제행동을 촉발시킨 대인관계 사건을 찾는 데에 초점을 더 맞추는 것이다. 두 접근 모두 환자가 자신의 문제행동에 대해 납득이 되는 서사를 만드는 것을 돕는다.

적극적인 사례관리 접근

사례관리

GPM와 DBT에서 치료자는 사례관리자의 역할도 맡는다. 사례관리case management의 의미를 명확히 하기 위해 GPM과 DBT를 다른 치료들과 비교해 보겠다. 예를 들어, 고전적인 정신역동적 정신치료에서는 치료 상황 안에서 일어나는 일은 환자의 유아기 관계에서 일어난 일을 반영한다고 가정한다. 이것을 전이transference라고 한다. 현재 환자의 행동은 유아기적 관계라는 렌즈를 통해 해석된다. 세션에서 가장 초점이 되는 것은 환자와 치료자의 전이 관계에서 무엇이 일어나고 있는가이다.

정신역동적 정신치료와는 달리, GPM과 DBT는 치료 바깥의 환자의 삶에서 현재 일어나고 있는 일에 더 초점을 둔다. 사례관리자와 같은 자세로, 환자의 일상생활에서의 행동, 직장과 가족 안에서 일어난 일들, 생계 비용, 자기 관리 등에 관심을 가진다. GPM에서 치료자는 치료 밖의 관계에서 어떤 일이 일어났는지를 알기 위해 환자의 지인들로부터 정보를 얻기도 한다. 정신역동적 치료에서의 해석이나 직면의 기법은 드물게 사용한다. 치료자는 환자의 경험을 적극적으로 이해하고 수인하려 노력함으로써 치료 동맹을 강화한다. 또한, 치료자는 환자가 자신의 삶을 발전시키고 치료 밖의 관계의 질을 향상시킬 수 있도록 돕는다.

DBT 역시 치료 바깥의 환자의 삶에 초점을 둔다. 유아기 경험이 현재 환자의 행동에 반영되는 것은 사실이지만, 정신역동적 가설 외에 행동학적 가설을 세운다. 치료자는 문제 해결과 학업, 직장, 자기 관리와 대인관계에 관한 목표를 이루기 위해 코칭을 한다.

적극적인 치료자, 적극적인 환자

모든 효과적인 BPD 치료는 공통적으로 치료자의 적극적인 태도를 강조한다. 이는 정통 정신분석에서 환자는 이야기하고 치료자는 듣는 치료 접근을 하는 것과는 대조적이다. 종결 시점을 미리 정하지 않는 비구조적인 정신분석적 치료는 종종 BPD 환자에게 효과가 없고, 심지어 증상을 악화시킨다고 알려져 있다(Gunderson 1984; Gunderson 등 1989; Waldinger와 Gunderson 1984). 치료자가 오랫동안 침묵을 지키면 환자는 거북하게 느끼고 치료자가 무엇을 느끼고 생각하는지에 대해 오해하기 쉽다. 많은 BPD 환자들이 유아기에 비수인적이고 외상적인 경험을 반복했기 때문에 타인을 신뢰하기가 어렵다. BPD 환자들은 긴 침묵 앞에서 당황하고 불필요한 두려움을 느낀다. 신뢰를 구축하기 위해서는 치료자가 직접적이고 적극적으로 대화하는 것만이 아니라, 치료의 계획과 치료자의 생각과 감정을 공유하는 것도 필요하다.

의미 있는 변화가 일어나기 위해서는 환자 역시 치료에 적극적이어야 한다. 앞서 얘기한 것과 같이, 치료자와 환자는 치료의 목표를 세우기 위해 협력한다. 환자도 세션에서 적극적인 역할이 요구되는데, 자신이 다루고 싶은 주제를 제안하고, 세션 사이에 일어난 문제를 살펴보고, 숙제를 완수하고, 치료자와 함께 협력하여 문제 해결을 해나가는 것 등이 요구된다.

그룹치료에 참여하기

GPM은 한 명의 치료자가 제공할 수 있도록 고안된 일반치료이다. 그러나 환자가 그룹치료에 참여하는 것을 적극적으로 권장한다. 환자가 GPM 치료자와의 치료를 기본적으로 하면서, DBT '기술 단독' 그룹에 참여할 수 있다. GPM은 적극적인 지도자가 이끄는 구조화된 그룹(지지 그룹, 12단계 그룹, 대인관계 그룹, 혹은 마음헤아리기 치료 그룹[mentalization based treatment group])이라면 어떤 것이든 BPD 환자에게 도움이 된다고 믿는다.

환자가 GPM 개인치료를 하면서 DBT 기술 그룹에 참여한다면, GPM 치료자는

DBT 기술 그룹의 구조, 내용, 기대하는 것에 대해 숙지하는 것이 좋다. DBT 기술 그룹은 보통 두 명의 지도자와 8~12명의 환자로 구성된다. 대개 그룹은 두 시간 정도 진행한다. 세션의 전반부에는 마음챙김mindfulness 훈련을 한 다음, 숙제를 살펴본다. 후반에는 새로운 기술을 배운다. 기술 그룹에서는 자해 행동과 물질남용, 다른 충동 행동에 대해서 너무 자세히 이야기하는 것을 제한하는데, 이런 행동들을 자세히 묘사하다 보면 다른 참여자들이 자극을 받아 똑같은 행동을 할 수도 있기 때문이다. 사회적으로 불안한 환자들은 그룹이 구조화되어 있고 기술을 배우는 것에 중점을 둔다는 것을 알면 안심한다. 그룹 지도자가 가장 우선시하는 것은 기술을 가르치는 것이다. 대인관계의 문제는 아주 심각하거나, 다른 그룹원이 피해를 볼 수 있거나, 그룹의 기능을 파괴하는 경우에만 다룬다. 그다지 심하지 않은 문제행동은 대체로 다루지 않는다. 지도자는 환자들이 협력적이지 않더라도 마치 그들이 협력하고 있다는 듯이 반응한다. 만약, 숙제를 하지 않는 것과 같은 문제행동이 지속된다면, 개인치료자와의 치료에서 그 행동의 기능을 이해하고 이에 대처하기 위한 더 효과적인 방법을 찾는다.

환자가 DBT 기술 그룹에 참여하고 있다면, 치료자는 그룹 지도자와 연락하여 개인치료에서 다루었으면 하는 것이 있는지 확인하는 것이 필요하다. 표준 DBT에서는 환자가 치료시간 외에도 개인치료자에게 연락하는 것이 가능하기 때문에, 자살사고가 있을 때 최대한 신속하게 작업을 할 수 있다. 기술 그룹에서 환자가 위기 상황에 놓이면 그룹의 지도자가 개인치료자에게 연락해서 어떻게 대처할지 도움을 구할 수 있다. 또 합리적인 수준에서 가능한 한 빨리 개인치료자가 환자를 만나서 문제를 해결하도록 요청할 수 있다. 이 외에 DBT에서 개인치료자에게 기대하는 것은 다음과 같다.

- 환자가 DBT 스트레스 극복 기술을 이용하여 고통을 극복하는 계획을 세우도록 돕는다. 스트레스 극복 기술을 이용하는 것과 자살/자해 혹은 충동 행동을 하는 것의 장단점을 살펴보도록 한다.

- 환자가 자기 파괴적인 행동을 할 때, 연쇄 분석을 완수하고 고통을 수반하는 자신의 문제를 효과적으로 다룰 방법을 찾도록 돕는다.
- 기술 그룹의 훈련을 방해하는 모든 행동에 대해 다룬다.
- 매일의 일상에서 DBT 기술을 사용하는 법을 지도한다.

단독 DBT 기술 그룹에서는 개인치료자에게 위와 같은 기대를 전적으로 하거나 전혀 하지 않을 수 있다. 기술 그룹의 치료자가 바라는 것은 환자가 그룹에서 배우고 있는 기술에 대해 개인치료자가 관심을 가지고, 그 기술을 일상생활에 활용할 수 있도록 도와주는 것이다. 환자가 DBT 기술을 활용할 수 있도록 쉽게 돕는 방법은 매주 DBT 기술 그룹에서 배운 것을 치료자에게 가르쳐보게 하는 것이다.

환자가 DBT 기술 그룹에 네 번 연속으로 결석하면 그룹에서 제외된다는 것을 개인치료자도 알고 있어야 한다. 이 규칙은 환자가 입원 중이라고 해도 면제되지 않는다. 입원 중인 환자라면 입원 의료진이 자신을 DBT 기술 그룹에 보내주도록 처신하여 DBT 기술 그룹에 결석하지 않도록 해야 한다.

요점 정리

- 치료자가 BPD에 대한 오해와 DBT의 가정을 마음에 새긴다면, 환자에 대한 공감이 향상될 것이다. 환자와 함께 DBT의 가정들을 살펴보는 것은 치료관계의 틀을 세우는 데에 도움이 된다.
- 다음을 통해 치료 동맹을 향상시킬 수 있다: BPD에 대한 심리교육을 한다; 환자에게 적극적이고 개방적이며 직접적인 의사소통을 한다; 수인적 반응을 한다; 현재 문제에 집중한다; 치료자의 일관성과 자신감을 향상시키기 위해 치료를 구조화한다; 세션 사이에 환자가 연락할 수 있도록 한다.
- 치료자의 제한적인 자기표현^self-discloser^은 교육의 도구가 될 수 있으며, 환

자와 치료자 사이에 신뢰를 구축한다.

- 짧고 무관심한 표현은 환자가 절망적인 순간이나 변화에 강한 저항을 보일 때, '신선한 충격'을 주기 위해 쓸 수 있다. GPM에서는 주로 심각한 감정을 가볍게 하기 위해 무관심하게 반응하는데, 이렇게 하여 환자가 좀 더 자신을 돌아보고 치료에 협조하게끔 한다.
- BPD의 진단에 대해 논의하고, 질환의 원인, 치료, 예후에 대해 심리교육을 함으로써 희망을 고취시킨다. 이를 통해 치료가 시작되기 전에 BPD 증상이 호전되기도 한다.
- 첫 세션에서 치료의 빈도와 기간에 대해 논의하고, 효과가 있을 때만 치료를 계속한다는 것을 설명한다.
- 치료의 주된 목표는 환자가 살 만한 가치가 있는 삶을 만들도록 돕는 것이다. 이 목표는 치료에서 무엇에 초점을 맞추어야 할지를 알려준다. 자해, 물질남용, 병적인 식이 행동, 그리고 다른 문제행동들을 멈추는 것은 살 만한 가치가 있는 삶을 만들기 위한 중요한 첫걸음이다.
- 치료자와 환자가 기대하는 것의 윤곽을 그리는 치료 계약은 치료의 지침을 제공한다. 치료자와 환자 모두 치료의 틀을 벗어나는 경우가 생길 수 있다. 치료의 틀을 세우고, 이를 벗어난 경우, 이에 대해 논의하고 다시 치료의 틀 안으로 돌아올 수 있게 한다.
- 치료를 일관성 있게 구조화하고 세션 안에서 구조를 따를 때, 치료자와 환자 모두가 일관성을 느끼고 치료 과정을 예측할 수 있다.
- 모든 효과적인 BPD 치료법들의 주된 전략은 환자의 현재 삶의 사건들과 감정과 생각, 행동들을 연결시킬 수 있도록 돕는 것이다. 연쇄 분석은 이를 위한 유용한 도구이다.
- 치료자는 세션에서 적극적이어야 한다. 환자 역시 치료에 적극적으로 참여하도록 격려해야 한다. DBT나 GPM 세션에서 주로 초점을 두는 것은 일상생활의 현재 문제이다. 이는 사례관리에서 하는 것과 비슷하다.

- 환자가 개인치료 세션에 추가하여 구조화된 그룹치료에 참여할 것을 적극적으로 권장한다(예: DBT 기술 그룹, 대인관계 그룹, 지지 그룹, 약물/물질장애 회복그룹). 환자가 DBT 기술 그룹에 참여한다면, 개인치료자는 그룹 지도자에게 연락하여 개인치료에서 다루었으면 하는 것이 있는지 논의해야 한다.

참고문헌

American Psychiatric Association: Diagnostic and Statistical Manual of Mental Disorders, 5th Edition. Arlington, VA, American Psychiatric Association, 2013

Gunderson JG: Borderline Personality Disorder. Washington DC, American Psychiatric Press, 1984

Gunderson JG, Links PS: Handbook of Good Psychiatric Management for Borderline Personality Disorder. Washington, DC, American Psychiatric Publishing, 2014

Gunderson JG, Frank AF, Ronningstam EF, et al: Early discontinuance of borderline patients from psychotherapy. J Nerv Ment Dis 177(1):38–42, 1989

Linehan MM: Cognitive-Behavioral Treatment of Borderline Personality Disorder. New York, Guilford, 1993, pp 376–393

Waldinger RJ, Gunderson JG: Completed psychotherapies with borderline patients. Am J Psychother 38(2):190–202, 1984

Zanarini MC, Frankenburg FR: A preliminary randomized trial of psychoeducation for women with borderline personality disorder. J Pers Disord 22(3):284–290, 2008

Zanarini MC, Conkey LC, Temes CM, Fitzmaurice GM: Randomized controlled trial of Web-based psychoeducation for women with borderline personality disorder. J Clin Psychiatry 79(3), 2018

Helping in a Crisis: Support for Patients and Clinicians

제4장

위기 상황 돕기
— 환자와 치료자를 위한 지지

Deanna Mercer, M.D., FRCPC
Anne K.I. Sonley, J.D., M.D., FRCPC
Lois W. Choi-Kain, M.D., M.Ed.

이 장에서는 경계선 성격장애(BPD) 환자에게 위기 상황이 발생했을 때의 치료 원칙을 살펴볼 것이다. 자해와 자살 행동, 치료시간 외 환자의 연락, 입원치료에 어떻게 대처할 것인지를 다룬다. 추가로, 치료자가 지도감독을 받을 것을 권고하며, BPD 환자의 치료에 여러 치료자가 협력하는 것이 보다 효과적이라는 것을 강조한다.

위기 상황의 환자를 돕기

자해, 자살 행동 그리고 안전계획

변증법적 행동치료(DBT)와 좋은 정신과적 관리(GPM)에 따르면, 자해는 환자가 고통을 줄이기 위해 사용하는 비적응적인 대처 방식이다. 실험실 환경에서 자해가 부정적인 감정을 줄여준다는 연구들이 있었다(Klonsky 2007; Reitz 등 2015). 자해의 문제는 단기적 관점에서는 고통을 감소시킬 수 있으나, 장기적 관점에서는 고통을 감소시키데 효과적이지 않다. 이와 비슷하게, 자살사고와 자살 행동도 고통스러운 상황에서 부정적인 감정을 피하기 위한 반응으로 여겨진다. 자해와 자살 행동은 틀림없이 의학적인 합병증을 만든다. 더구나 환자들은 다른 사람의 도움을 극도로 필요로 하기 때문에 관계에서의 스트레스까지 가중된다.

DBT와 GPM은 자해와 자살 행동을 관리하기 위한 자세한 지침을 제공한다. 지침의 내용은 대체로 동일하나, 몇 가지 중요한 차이점이 있다. DBT는 환자가 자해와 자살 행동을 멈춘다는 목표에 확실히 전념하기 전에는 치료를 진행하지 않는다. 치료자가 때로는 "○○ 씨가 죽으면, ○○ 씨는 DBT를 할 수가 없어요"라고 무덤덤하게 말하며, 환자에게 자해와 자살 행동을 멈추기 위해 노력하는 것이 중요하다는 것을 암시할 수도 있다. DBT는 환자들이 종종 양가적이어서, 치료자가 바라는 만큼 자해와 자살 행동을 멈추기 위해 노력하지 않을 수 있다. 하지만 치료자는 환자가 '최선을 다하고' 있으며, 자해와 자살 행동을 멈추기 위해 천천히 노력 중이라는 것을 믿는다.

GPM에서는 환자가 치료하는 동안 자해나 자기 파괴적인 행동을 멈출 것을 요구한다. 하지만 만약 자해가 심각하지 않다면, 자해를 멈추는 것을 주된 치료목표로 삼지 않아도 된다. 환자가 자해했을 때, 그 이유를 살펴보고, 치료자는 환자가 자해로 이끈 고통스러운 감정에 대처할 다른 방법을 찾을 수 있도록 돕는다. 환자가 치료목표를 세울 때 자해와 자살 행동을 우선순위에 두지 않는다면, 치료자는 환자와 그 가족들이 자해가 결국 자살로 이어질 가능성이 크다는 것을 알고 그것을 감수할 때에 한해서 치료를 계속한다. 환자가 의학적으로 더 심각하고 위험한 상태라면, 치료자는 다른 치료자들에게 자문하는 것이 좋은데, 어쩌면 더 효과적인 치료가 없다는 결론에 도달할 수도 있다. 따라서 치료자의 역량이 허락하는 한, 환자와 그 가족에게 자기 파괴적인 행동의 위험과 이득에 대해 다루고 차선책을 살펴봄으로써, 위험성을 고지한 후 환자의 동의를 얻어 치료를 계속할 수 있다.

DBT와 GPM 모두, 치료를 통해 자살 행동이 멈추기를 기대한다는 것을 환자에게 알린다. DBT에서는 자해와 자살 행동이 멈출 때까지는 그것을 치료의 일차적인 목표로 삼는다. 이런 행동들이 얼마나 빨리 없어져야 하는지에 대한 시간표는 없다. 하지만 심각한 자살 행동이 지속된다면, 치료자가 환자를 돕기 어렵다는 것을 알린다. GPM에서는 장기 연구의 결과에 기초해서, 자살 행동이 가장 조기에 호전되는 증상이며(Zanarini 등 2007), 대개 첫 2~6개월 안에 호전된다고 예상한다. 만약 이 기간 안에 호전이 없다면, 치료자는 치료가 효과가 있는지 스스로 질문해 봐야한다.

위기 상황에 있는 환자에 대한 접근법은 DBT와 GPM이 비슷하다. 자살 위험성을 평가하고, 촉발인자를 명확히 하고, 수인적 반응을 보이고, 문제 해결을 하고, 환자의 고통스러운 감정을 인지하고 견디고, 입원 치료는 최소화하고, 동료에게 자문하는 것이 포함된다.

DBT에서 치료자는 자살 위험을 지속해서 모니터링한다. 환자로 하여금 매일 자살과 자해 충동의 정도를 0에서 5까지 점수화하여 일기장에 기록하도록 한다(제5장, 「변증법적 행동치료의 툴 키트」를 보라). 각 개인치료 세션을 시작할 때마다, 치료자는 지난 한 주간 자살 시도가 있었는지 혹은 현재 심각한 자살사고가 있는지, 환자에게 직접적으로 묻는다. 만약 있었다면 그것에 대해서 먼저 다룬다. 자해도 자살 행동과 같은 정도의 우선순위에 둔다.

DBT에서는 환자들이 스트레스 극복 계획과 위기 계획을 세우도록 한다. 스트레스 극복 계획은 환자가 스트레스를 견디는 데 도움이 된다고 생각하는 스트레스 극복 기술로 구성된다. 예를 들어 얼음 쥐고 있기, 운동, 목욕, 주의를 분산시키기, 스스로 안심시키기, 치료자에게 전화하여 코칭 받기 등이 있다. 위기 계획에는 연락할 수 있는 지인들이나 치료자, 약물 치료자의 이름과 전화번호, 복용하고 있는 약물 목록, 과거 자살 시도의 기록, 현재 치료계획이 포함된다. 이것은 환자가 응급한 위기 상황에 봉착했을 때 치료자에게 도움이 되는 정보들이다. 자살 위험이 크다고 판단되면, 환자의 가족이나 지인, 다른 치료자들에게 협조를 구하는 것이 좋다. DBT에서는 환자가 자해나 자살 시도를 하기 전에는 치료자에게 연락하여 코칭을 받을 수 있지만, 일단 행동으로 옮긴 후에는 행동을 강화하는 것을 막기 위해, 24시간 동안 치료자와 연락할 수 없다는 것을 분명히 하는 것이 중요하다.

GPM은 환자에게 일기 쓰기를 요구하지는 않는다. 대신, 환자는 자신의 감정적 고통을 점수로 매기는 각자의 방법을 만들고, 자살사고에 대해 논의하도록 한다. 치료자가 환자의 감정을 다 꿰뚫어 보지 못하므로, 환자가 자살 충동이 있을 때는 반드시 치료자에게 이야기해야 한다는 것을 강조한다. 치료자가 환자에게 자살 충동을 느끼는지 매번 물어보지는 않지만, GPM 치료자는 항상 환자에게 관심을 두고 위험성을 평가하면서, 조금의 자살 위험성이라도 놓치지 않기 위해 노력한다. 그러나 환자가 관계에서 보다 합리적으로 행동하려 노력하는 대신에, 자살 행동과 자해를 통해 자신의 고통과 절망을 표현하게끔 강화되지 않기 위해, 자살 성향과 자해에 너무 집중적으로 초점을 맞추지 않는 것이 좋다.

GPM에서 안전계획을 할 때, 상황, 자살 행동과 연관되는 전형적인 경험을 살피는데, 특히 대인관계 상황을 살펴본다. 안전계획에는 스트레스 극복 기술과 자기 위로하기가 포함된다. 환자들에게 지지적인 사람들과의 연락을 유지하도록 적극적으로 권한다. GPM은 환자의 친구나 가족들이 치료자 역할을 할 필요가 없다고 설명한다.

환자에게는 위기 상황에서 함께해 줄 동반자를 찾고, 그들과 연락하고, 자신이 원하는 것을 직접적으로 표현하는 것이 매우 중요하다고 교육한다. 또한, 위기 상황에서 환자의 스트레스를 가중시킬 사람들은 연락하지 말아야 할 사람들로 구분한다. 현실적으로 치료자가 가능하다면, 위기 상황에서 환자가 치료자에게 연락하도록 한다. 위기 개입 전화나 필요시에 응급실을 찾는 것도 위기 계획에 포함된다(부록 C에 있는 「위기 계획 예시」를 보라).

DBT와 GPM 모두, 위기 상황이 있고 난 다음 세션에서, 치료자는 위기를 촉발한 요인을 평가하고 앞으로 같은 상황에서 보다 합리적으로 대처할 수 있는 대안을 제시한다. GPM에서는 자살 행동이 일으키는 부정적인 결과(치료자에게 미치는 영향을 포함하여)에 대해 생각해 보도록 한다. 또한, 치료자는 자신의 행동이 환자의 자살 행동에 영향을 주지 않았는지도 생각해 봐야 한다. 그리고 위기 상황을 촉발시킨 대인관계 스트레스 요인에 초점을 맞추는 것이 필요한데, 일반적인 스트레스 요인으로는 외로움, 거절, 갈등, 치료의 단계 하향 등이 있다. 치료자는 위기 상황에서 어떤 행동이 환자를 진정시키는지 적극적으로 찾아야 하는데, 보통 환자는 돌봄을 받는다고 느낄 때 진정이 된다.

GPM과 DBT는 치료자가 환자의 자살을 막을 수 있는 전능한 능력을 가지고 있지 않다는 것을 주지시킨다. 환자가 자살을 한다면, 해당 기관에 알리고, 환자의 마지막 세션의 기록을 명확하게 한다. 어렵겠지만 환자의 가족에게 연락하거나 만나서 위로하고 치료자가 아는 것에 대해서 공유하는 것이 중요하다. 치료자 역시 동료로부터의 지지가 필요하다. 훌륭한 동료에게 자문받는 것도 고려해 보는 것이 좋다. GPM도 환자의 자살은 일어날 수 있는 일이며, 치료자가 그 경험에서 배울 것이 있을 것이고, 또 자신을 용서해야 한다고 강조한다.

치료시간 외의 연락

DBT는 치료시간 외에도 환자가 일차 치료자에게 연락할 수 있도록 한다. DBT의 창

시자인 Linehan(1993)은 "자살 가능성이 있는 환자는 낮이건 밤이건, 평일이든 휴일이든, 그 언제라도 치료자와 연락할 수 있어야 한다. 자살 위험성이 높은 환자에게는 치료자의 전화번호를 주어야 한다"라고 했다(p. 503). 그러나 이후 Linehan은 이 요건을 다소 유연하게 만들어서, 만약 다른 전문적인 관리에 연결될 수 있다면, 환자가 치료자에게 직접 연락할 수 없어도 된다고 했다. 일반적으로 표준 DBT는 개인 코칭을 24시간 연중무휴로 제공하고, 무선 호출기로 치료자와 연락한다. 이렇게 하는 이유는 환자가 DBT에서 배운 기술을 치료 바깥의 일상에 적용할 수 있도록, 특히 가장 위험한 순간에 활용할 수 있도록 하기 위함이다.

전화 연락에 관한 DBT의 규칙은 다음과 같다:

- 환자는 반드시 자해하기 전에 연락해야 하며, 자해를 했다면 24시간 동안 연락을 할 수 없다.
- 전화는 보통 10~20분 정도 소요되고, 이것은 '전화로 하는 정신치료'가 아니다; 그보다는 실제 상황에서 기술 코칭을 하는 것이다.
- 세 가지 경우에 연락할 수 있다: 위기 코칭, 기술 코칭, 치료 동맹이 붕괴되는 것을 다룰 때.
- 치료자는 전화 연락에 대한 이런 규칙이 잘 지켜지고 있는지 모니터링하고, 이것을 세션 중에 언급하고, 필요하다면 전화 연락 횟수를 제한한다.

DBT의 치료자는 전화 연락이 있고 난 후의 세션에서, 환자가 왜 도움이 필요했는지, 또 치료자가 어떻게 느꼈는지에 대해 다룬다. 치료의 목표가 환자로 하여금 기술을 스스로 사용하고, 주변에서 효과적으로 도움을 구할 수 있게끔 하는 것이므로, 치료 중기 이후가 되면 전화 연락이 필요한 경우는 드물다.

GPM 모델에서는 치료자가 항시 연락 가능해야 한다고 생각하지 않지만, 환자에게 치료시간 외 연락이 가능한지에 대해서 이야기하도록 한다. 치료자와의 대화에서, 환자는 치료자가 수용적으로 경청하고 있다고 느껴야 하지만, 그렇다고 24시간

항시 연락 가능해야 하는 것은 아니다. GPM의 핵심적인 역설은 환자가 자살 시도를 하는 것보다는 치료자에게 연락하는 것이 낫지만, 동시에 환자가 자신의 안전에 대해 타인에게 의지하는 것은 바람직하지 않은 태도라고 하는 것이다. 환자에게 24시간 이용 가능한 응급 서비스를 안내하고 어떻게 연락을 할 수 있는지 설명해야 한다. 만약 치료자가 긴 기간 동안 근무를 하지 않을 경우, 환자가 전화나 이메일로 연락하도록 하거나, 환자가 괜찮다면 치료자를 대신할 다른 치료자를 배정할 수도 있다.

GPM은 환자가 위기 상황이 아닐 때도 치료자에게 연락할 수 있게 하거나, 장시간 전화로 이야기를 들어주거나, 전화 연락이 있고 난 후의 세션에서 이를 다루지 않는다면, 환자가 24시간 연중무휴, 치료자와의 연락이 더욱 필요하도록 은연중에 강화된다고 경고한다. 외로움을 견디지 못해서 치료자에게 연락하는 경우가 흔한데, 이런 상황이 스트레스를 촉발한다는 것을 이해하고 외로움에 대처하기 위한 방법을 환자가 찾도록 도와야 한다. 자신의 안전을 치료자와의 연락에 의지하는 것은 바람직하지 않다는 것을 환자에게 이해시켜야 한다. 위기 계획에는 환자가 연락할 수 있는 다른 지지적인 지인들뿐만 아니라 지역 위기 개입 전화번호와 다른 전문기관의 전화번호도 포함된다. 이런 방식은 환자가 치료자를 모든 것을 다 알고 항상 연락할 수 있는 이상적인 존재로서 의지하는 것보다는, 스스로 해결할 수 있는 도구에 의지하여 자율성을 가지게 하기 위함이다.

대부분의 환자들은 치료시간 외에 치료자에게 연락하는 일이 없거나 있어도 드물지만, 어떤 환자들은 약속한 범위를 벗어나서 치료자에게 연락하기도 한다. 임상 경험에 따르면 15%의 환자가 위기 상황이 아닐 때도 반복적으로 연락을 한다. 연락이 있었던 다음의 세션에서, 치료자는 전화 연락과 관련한 사건들을 살펴보고, 치료자에게 미친 영향에 대해서 논의하고, 한계를 정한다. 환자가 치료자와의 더 잦은 연락이 필요하다면, 이것을 환자의 대인관계 민감성과 외로움을 견딜 수 없는 측면에서 다루어 볼 기회로 삼아야 할 것이다(Gunderson과 Links 2014). 환자에게는 치료자가 한계를 정하는 것을 받아들이기가 힘들겠지만, 치료자는 한계를 벗어난 요구에 흔들리지 말고 이 한계를 잘 지켜야 한다. 치료자와의 연락을 둘러싼 투쟁과 한계를 시험하려고 하는 환자의 행동은 대인관계 과민감성으로 인한 어려움이 표출되는 것으로 이해할 수 있다. 환자가 위기 상황에서 치료자에게 연락하지 않는다면, 이것 역시 다음 세션에서 다루어야 한다. 다음 위기 상황에는 치료자에게 연락하도록 격려할 필요가 있다.

많은 팀을 보유하지 않은 임상 환경에서는 24시간 연중무휴 연락 가능한 서비스를 환자에게 제공하는 것이 어렵다. GPM에서는 치료자의 업무와 개인적 한계를 고려해서 환자가 치료시간 외 연락이 어느 정도로 가능할지를 정하기 때문에, 대부분의 임상 세팅에서 적용하기가 쉽다. 또한, GPM은 환자에게, 타인이 언제나 연락 가능하고 일관적으로 반응할 수 없고, 항상 도움을 줄 수는 없다고 가르친다.

입원 치료의 이용

DBT나 GPM 모두 가능하면 입원을 피하는 것이 좋다는 입장을 취한다. 자살의 위험이 높거나 자해로 인해 심각한 의학적 합병증이 생겼을 경우에 한해서 입원 치료를 고려해야 한다고 강조한다. 입원하게 될 경우, 자살의 위험이 시급한 것으로 여기기 때문에, 위험이 없다고 판단될 때까지 격리 병실에서 지내게 될 가능성이 크다(Zaheer 등 2008).

GPM은 입원의 위험성에 대해, 현재 삶의 스트레스 요인(외로움, 대인관계 갈등)을 회피하는 수단이 된다고 역설한다. DBT는 입원이 자살 시도 등의 행동을 강화한다고 강조한다. 만약 입원이 꼭 필요한 경우에는, 72시간 미만의 단기 입원을 권장한다. 환자의 일상을 너무 무너뜨리지 않고, 삶의 일상과 기존 치료를 유지하는 것이 우선시 되어야 하기 때문이다.

두 치료법 모두 입원 치료가 필요한 상황을 명시하고 있다. GPM에서 입원이 필요한 상황은 다음과 같다.

- 치료의 재평가: 때때로 환자가 심각하게 악화되거나 상당히 위험하다고 판단되는

경우, 입원 치료를 물질남용 재활과 같은 집중적인 재활 프로그램으로 활용할 수 있다.

- 상황적인 스트레스 요인들: 상황적인 위기로 인해 환자가 상당히 불안정할 경우, 이를 다루기 위해 단기 입원 치료가 필요할 수 있다.
- 수치스러운 노출: 환자는 종종 외래치료를 하는 동안, 중요한 실패나 비밀을 털어놓기 힘들어한다. 학교에서의 퇴학, 직장에서의 해고, 물질남용, 심각한 경제적 어려움, 학대로 인한 어려움 등이 포함된다. 환자가 이런 문제를 고백하는 것을 피하기 위해 자기 파괴적인 행동을 한다면, 입원을 통해 지지와 보호를 제공하고 치료 평가를 하는 것이 필요하다.

DBT는 다음의 경우에 입원이 효과적일 수 있다고 생각한다(Linehan 1993, p. 152).

- 자살 위협의 수위가 올라갈 때: 환자의 자살 시도의 수위가 점점 올라가거나, 다른 사람을 조종하려고 자살시도로 위협하고, 환자가 입원을 원하지 않을 때.
- 관계에 대한 중압감: 치료자와 환자의 관계가 심각하게 무너져서 환자의 자살 위험성이 높아졌을 때.
- 치료자의 탈진: 환자가 지속적으로 높은 자살 위험성을 보일 경우, 치료자가 탈진할 수 있는데 이때는 휴식이 필요하다. DBT는 환자의 입원을 되도록 피하려고 하지만, 치료자가 탈진한다면 환자에게 더욱 위험하므로 치료자의 탈진을 막을 필요가 있다.
- 입원 치료가 필요한 동반질환: 환자가 정신병적 상태이거나 심한 우울 증상, 혹은 입원 치료가 필요한 심한 불안 증상이 있는 경우.
- 심각한 약물남용 혹은 물질남용: 약물남용 혹은 물질남용이 심할 경우, 환자를 지도감독할 수 있는 세팅이 필요하다.
- 노출 치료: PTSD의 치료로, 노출치료를 시행하는 동안 입원과 같은 지지체계가 필요하다.

환자가 입원을 원하지만, 입원이 환자에게 도움이 되지 않는다고 판단될 경우, GPM과 DBT는 치료자가 입원보다 더 합리적인 대안이 있다고 생각한다는 것을 환자에게 이야기하고, 함께 대안을 찾을 것을 강조한다. GPM에서는 치료자가 "저는 입원이 ○○ 씨에게 도움이 되지 않는다고 생각하지만, ○○ 씨를 입원시키겠습니다. 왜냐면 ○○ 씨를 입원시키지 않으면 자살 시도를 할 것이라 걱정되기 때문입니다. 제 생각이 맞나요? 그렇지만 만약 우리가 다른 대안을 찾을 수 있다면, 우리 두 사람 모두에게 더 도움이 될 것 같습니다"라고 말함으로써, 입원으로 인해 비적응적인 행동 패턴이 강화될 것을 염려한다는 치료자의 딜레마를 표현할 수 있다(Gunderson과 Links 2014, p. 44).

DBT에서는 환자가 입원에 대해 결정할 때, '현명한 생각wise mind'을 하도록 한다(제5장, 「변증법적 행동치료의 툴 키트」를 보라). 치료자는 환자가 현명한 대처가 아니라 할지라도 그것을 고수할 권리가 있다는 것을 수인하는 동시에, 현명한 대처를 하고 더 나아질 수 있다고 믿는다. 필요하다면 환자가 혼자 입원 수속을 받을 수 있도록 코치할 수 있다.

치료자를 위한 지지

지도감독

DBT와 GPM 모두, BPD 환자를 치료하는 치료자를 지지하는 것을 중요하게 여긴다. 표준 DBT는 치료자를 위한 지지와 지도감독을 치료 구조에 포함한다. DBT 치료자들은 매주 모임을 갖고 상의하고 싶은 환자에 대해 논의한다. 이런 '자문 팀'은 DBT 원칙에 입각하여 서로 수인적 반응을 보여주고 문제 해결안을 제시한다. 이 그룹은 최소 세 명 이상으로 구성되는 것이 바람직하다. GPM에서도 다른 치료자에게 자문하는 것을 권장한다(치료자 간에 상의하거나 공식적 자문을 할 수도 있다). 팀의 도움을 받아 생각하고 다른 이의 피드백을 받는 것이 도움이 되지만, 그 형식은 치료자의 작업 환경에 따라 유연하게 적용해야 한다.

다른 전문가와의 협력

GPM과 DBT는 모두, 치료자의 역할을 명확히 할 것과 각각의 환자마다 일차 치료자를 두는 것을 권한다. 또 BPD 환자의 치료에서는 여러 치료법들의 협력이 필요할 수 있다. 환자의 치료에서 다양한 측면을 다루기 위해서는 다양한 치료가 제공된다면 매우 효과적일 것이다. 예를 들어, 한 치료자는 약물 치료를 하고, 다른 치료자는 기술 훈련을 하는 것이다.

GPM에서는 환자가 한 명 이상의 치료자와 작업하거나 한 가지 이상의 치료 자원을 이용할 때의 이득을 다음과 같이 설명한다: 1) 환자가 한 가지 이상의 지지체계에 기댈 수 있으므로, 한 치료자에게 집중되는 전이반응을 희석시킬 수 있다; 2) 여러 치료자와 작업한다면 치료자가 탈진할 위험이 줄어든다; 3) 익명의 알코올중독 그룹 등에 참여함으로써 환자가 지역사회에 연결될 수 있도록 돕는다.

환자가 한 치료자는 '오로지 좋게all good' 보고 다른 치료자는 '오로지 나쁘게all bad' 보는 *분열기제*splitting를 보일 수 있으나, 치료자들 간에 터놓고 의사소통을 한다는 것을 치료 계약으로 설정하면 이 부분은 큰 어려움 없이 해결될 수 있다(Links 등 2016). 환자가 다른 치료자를 비방할 때 치료자가 그것을 묵인해서는 안 된다. 다른 치료자에 대한 불만은 해당 치료자에게 직접 표현하도록 한다. GPM은 또한 치료자들 간에 서로 소통하지 않거나, 적개심 때문에, 또는 역기능이 발생하여 함께 작업할 수 없을 때는, 다른 치료자에 대해 간섭하는 것은 치료적이지 않다고 강조한다. 이 같은 상황이라면, 환자가 두 치료자와 작업을 계속하는 것이 유익하지 않을 수 있다.

이와는 반대로, DBT는 분열기제를 '환자의 문제'로 보기보다는, 치료진 사이의 변증법적 긴장 형성이 실패한 것으로 생각한다. Linehan(1993)은 치료자들도 변증법의 두 극단 사이를 왔다 갔다 하는 경향이 있다고 보았다: 한쪽 극단에서는 환자를

'매우 취약하게' 보고, 다른 극단에서는 환자의 문제에 '강경하게 대처하자'라는 태도를 보인다. 환자 입장에서는 자신을 '매우 취약하게' 보는 치료자를 '좋은 사람'으로 보고, '강경하게 대처하자'라는 태도를 보인 치료자를 '나쁜 사람'으로 볼 소지가 크다. DBT는 치료자들에게 '따뜻한' 자세와 '강경한' 자세를 통합하기 위해 애쓸 것을 권고한다.

환자가 치료자나 다른 치료진에게 화를 내는 것을 견디고, 환자의 생각 중에 타당한 것에 대해서는 수인적 반응을 보이고, 다른 치료자를 비방하지 말아야 한다는 것은 두 치료법이 공통으로 채택하는 원칙이다.

치료진들 사이의 소통에 대한 접근법에는 GPM과 DBT가 다소 차이를 보인다. GPM은 환자의 치료에 관여하고 있는 치료자들이 직접 소통해야 한다고 주장한다. DBT는 '환자가 직접 자문하기'라는 접근법을 사용하는데, 이는 환자에게 자율성을 주고 소통에서 오해가 생기는 것을 막기 위한 것이다. 환자가 스스로 다른 치료자에게 표현할 수 있는 한, DBT 치료자들은 직접 소통하지 않는다. 이 접근법은 환자의 가족이나 지인들에게도 적용된다(이 외에, 대학 입학관, 인력 상담 전문가 등 환자가 소통할 필요가 있는 모든 사람에게도 적용됨). 환자가 직접 자문할 때, 치료자는 환자가 1) 스스로를 돌보고, 2) 다른 사람에게 자신에 관한 정보를 전달하고, 3) 자신이 원하는 것을 표현하고, 4) 자기 환경을 변화시킬 수 있도록 보조한다. 치료자들이 직접 소통해야 하는 상황이 생긴다면, DBT에서는 환자도 동석하도록 권고한다. 환자가 스스로를 대변할 능력이 없다면, 환자가 직접 자문하는 접근법에 예외를 둘 수 있다. 예를 들어, 환자가 장애 보험 신청서를 제출하거나, 자해나 타해의 중대한 위험이 있다면, 치료자는 위기 계획서에 있는 가족이나 지인에게 연락할 수 있다. 이런 경우, 환자를 당황스럽게 하거나 수치감을 줄 수 있는 정보에 대해서는 비밀 유지를 지키고 꼭 필요한 정보만 제공한다.

환자가 직접 자문하기는 DBT 기술 단독 그룹의 치료자 역시 이용할 수 있다는 것을 알아 두는 것이 좋다. 자신의 환자가 DBT 기술 훈련 그룹에서 어느 정도 진전이 있는지 알고 싶은 치료자는, 그룹 지도자와 직접 이야기하기보다는 온라인 미팅을 통해 환자와 치료자와 그룹 지도자가 함께 만나서, 환자가 참여하도록 하는 것이 좋다.

요점 정리

- 자해와 자살 행동은 감정적인 고통과 대인관계에서 거절당했을 때 반응하는 대응 기제로 본다.
- 자해와 자살 행동을 촉발시키는 공통적인 패턴을 찾고, 이런 행동들의 기능을 이해하기 위해 치료자가 환자와 함께 작업하는 것이 중요하다.
- 치료자가 환자와 함께 스트레스 상황에 대처할 수 있는 대안적인 대응 전략을 찾아 계획을 세우고, 환자의 자살 위험을 치료자가 얼마나 걱정하고 있는지 환자에게 얘기하는 것이 중요하다.
- 치료시간 외 연락을 통해 환자는 위기 상황에 대처하는 새로운 방법을 찾을 수 있다. 치료자의 한계에 따라 치료시간 외 연락이 얼마나 가능한지 결정하는데, 이를 환자에게 미리 알려주어야 한다. 환자의 자살을 막는 주된 방법으로 치료자와의 연락에 의지하는 것은 치료적이지 않다는 것을 강조할 필요가 있다. 치료시간 외 연락을 남용하는 경우는 드물지만, 만약 생긴다면, 그다음 세션에서 이를 다루어야 한다.
- 입원은 일상의 어려움을 회피하는 수단이 될 수 있기 때문에, 되도록 입원을 피하도록 한다. 환자는 입원을 계속 고집하고 치료자는 입원이 도움이 되지 않는다고 생각한다면, 치료자는 환자에게 왜 입원이 도움이 안 된다고 생각하는지 설명하고, 그렇지만 입원을 선택할 자유가 환자에게 있다는 것도 강조한다. 입원 외의 대안이 있을지 치료자가 환자와 함께 논의해 보자고 제안하는 것도 도움이 된다. 입원이 필요한 경우는 환자가 급격하게 악화되거나 외래치료로는 환자를 안전하게 치료할 수 없을 때이다.
- BPD 환자와 함께 작업하는 치료자는 지도감독을 받는 것이 적극적으

로 권장된다.

- 한 환자의 치료에 여러 치료자가 협력하는 것은 드문 일이 아니다. 각 치료자의 명확한 역할을 밝히고 환자와 치료자들 간에 개방적인 의사소통을 유지하는 것이 중요하다.
- 환자가 치료자에게 불만을 표현할 때, 치료자는 이것을 견디고, 타당한 부분은 수용하고 인정하는 것이 필요하다. 또한, 다른 치료자를 비방하는 것은 피하는 것이 중요하다.
- 치료자들 간의 소통이 필요할 때 환자도 참여하게 하여, 투명성을 높이고 환자가 스스로 대변할 수 있도록 하는 것이 도움이 된다.

참고문헌

Gunderson JG, Links P: Handbook of Good Psychiatric Management for Borderline Personality Disorder. Washington, DC, American Psychiatric Publishing, 2014

Klonsky ED: The functions of deliberate self-injury: a review of the evidence. Clin Psychol Rev 27(2):226–239, 2007

Linehan MM: Cognitive-Behavioral Treatment of Borderline Personality Disorder. New York, Guilford, 1993

Links P, Mercer D, Novick J: Establishing a treatment framework and therapeutic alliance, in Integrated Treatment for Personality Disorder: A Modular Approach. Edited by Livesley WJ, Dimaggio G, Clarkin JF. New York, Guilford, 2016, pp 101–122

Reitz S, Kluetsch R, Niedtfeld I, et al: Incision and stress regulation in borderline personality disorder: neurobiological mechanisms of self-injurious behavior. Br J Psychiatry 207(2):165–172, 2015

Stoffers JM, Völlm BA, Rü?cker G, et al: Psychological therapies for people with borderline personality disorder. Cochrane Database Syst Rev (8):CD005652, 2012

Zaheer J, Links PS, Liu E: Assessment and emergency management of suicidality in personality disorders. Psychiatr Clin North Am 31(3):527–543, viii–ix, 2008

Zanarini MC, Frankenburg FR, Reich DB, et al: The subsyndromal phenomenology of borderline personality disorder: a 10-year follow-up study. Am J Psychiatry 164:929–935, 2007

Dialectical Behavior Therapy Tool Kit

제5장

변증법적 행동치료의 툴 키트

Shelley McMain, Ph.D., C.Psych.
Anne K.I. Sonley, J.D., M.D., FRCPC

이 장은 변증법적 행동치료dialectical behavior therapy(DBT)에 대해 자세히 소개하기보다는, 경계선 성격장애 환자의 치료에서 좋은 정신과적 관리와 결합시킬 수 있는 DBT에서 흔히 사용하는 기법들을 요약하여 설명한다. DBT에 관한 자세한 설명을 원한다면, 『Cognitive-Behavioral Treatment of Borderline Personality Disorder』(Linehan 1993)를 참고하면 된다. 또 DBT 기술에 대한 자세한 설명과 유용한 자료는 『DBT Skills Training Manual, Second Edition』(Linehan 2015)에서 찾아볼 수 있다.

수용과 변화에 대한 변증법적 초점

DBT는 치료자가 환자의 변화를 촉구하는 태도와 수용과 인정의 태도 사이에 변증법적 균형을 유지하기를 주문한다. 이러한 변증법적 접근이 DBT 기본 가정들의 근본 개념이다(제3장, 「좋은 정신과적 관리와 변증법적 행동치료의 기초」에서 〈표 3.2〉를 보라). "BPD를 가진 사람들은 자신의 최선을 다하고 있다"라는 가정은 수용적인 태도의 예가 될 수 있다. 동시에 "BPD를 가진 사람들은 더 잘하고, 더 노력하고, 변화하기 위한 의지를 더욱 가질 필요가 있다"라는 가정에서는 변화하도록 압박하는 태도를 보인다. "BPD를 가진 사람의 문제가 모두 다 그들의 탓으로 인한 것이 아닐 수도 있지만(수용), 어쨌든 그들이 그 문제들을 해결해야 한다(변화)"는 가정에서도 변증법적 접근을 확인할 수 있다. DBT의 핵심은 치료 세션 중 매 순간 치료자가 환자의 경험에 맞추어 조율하면서, 수용-지향적인 태도와 변화-지향적인 태도 사이에서 유연성을 유지하는 것이다. 변화-지향적인 전략에는 문제 평가와 문제 해결, 노출-기반의 개입, 인지 수정cognitive modification, 기술 훈련, 전념 전략commitment strategies, 우발 위험 관리contingency management등 변화를 촉진하는 치료적 기법들이 포함된다.

치료자가 환자의 이야기를 판단하지 않고 적극적으로 경청하고 반응하고, 환자의 이야기에서 타당한 것을 강조하는 것은 수용의 자세에 포함된다. 수인validating 반응을 보이는 한 가지 방법은 환자의 감정과 행동, 생각들이 현재 상황을 비추어 볼 때 이해가 된다고 말하는 것이다. 예를 들어, 치료자가 치료시간에 10분 늦어서 환자가 매우 불쾌해할 때, 치료자는 "늦어서 죄송합니다. ○○ 씨가 화가 나는 게 당연합니다"라고 말할 수 있다.

다음은 DBT에서 강조하는 여섯 가지 형태의 수인적 반응이다.

1. 관심을 보인다: 판단하지 않고 진지하게 경청하기, 환자의 비언어적 표현(예: 제스처나 표정)에 관심 보이기.
2. 정확하게 반영한다: 예를 들어, 환자가 "엄마가 증오스러워요"라고 말할 때, 치료자는 "정말로 어머니에게 화가 많이 나신 것 같군요"라고 반응할 수 있다.
3. '마음 읽기', 충분히 표현되지 않은 생각/감정/충동을 읽기: 예를 들어, 환자가 자기 동료에게 고함을 쳤다는 이야기를 하면서 시선을 떨구고 치료자의 눈을 쳐다보지 못한다면, 치료자는 "○○ 씨, 지금 많이 당황스러워하는 것 같아요"라고 말할 수 있다.
4. 현재의 행동을 과거의 경험이나 생물학적 관점에서 설명하기: 예를 들어, 환자가 자해를 했을 때, 치료자는 "○○ 씨는 최근 수년간 스트레스 상황에 놓였을 때, 자해로 대처하는 방식을 반복했어요. 그것에 비추어 생각하면, 지금 ○○ 씨가 자해 충동을 느낄 수 있을 것 같아요"라고 말할 수 있다.
5. 현재 사건들의 관점에서 수인 반응하기: 예를 들어, 치료자가 지각했을 때, "제가 늦어서 기분이 상했을 것 같아요. 자기 치료자가 치료에 늦는다면 대부분의 경우 화가 날 것 같아요"라고 말할 수 있다.
6. 환자가 강하다고 생각하고 대하기(진심으로): 예를 들어, 환자가 자신의 '터부'를 드러냈을 때, 치료자는 인간적이고 진실된 태도로 '터부'를 덤덤하게 다루는 것이 좋다. 전문용어를 쓰거나 진실하지 않은 태도를 보이거나 환자를 동정하여 약하게 만드는 것은 피해야 한다. 치료자는 "○○ 씨가 자기 성기에 자해하는 것이 이해가 됩니다. 어린 시절에 성적 학대를 당한 사람들에게 드물지 않은 일이지요"라고 말

할 수 있다.

수인 반응과 변화-지향적인 태도를 결합하고 싶을 때, *그러나* 보다는 *그리고(그런데)*를 사용하는 것이 효과적이다. *그러나*를 사용하면 그 앞의 문장을 부정하는 의미로 받아들여지기 때문이다. *그리고(그런데)*를 사용하면 두 문장 사이의 변증법적 긴장을 만든다. 다음 두 문장의 차이점에 주목하기 바란다: "○○ 씨가 왜 입원하고 싶은지 이해합니다. *그러나* 저는 입원이 장기적인 안목에서는 도움이 안 될 것으로 생각합니다"와 "○○ 씨가 왜 입원하고 싶은지 이해합니다. *그리고(그런데)* 저는 입원이 장기적인 안목에서 도움이 안 될 것이라고 생각합니다."

DBT 치료자는 환자들의 반응이 현재 삶의 맥락에서 이해 가능하다고 인정하면서도, 환자의 행동에서 온당하지 않은 부분(비합리적, 비논리적, 비정상적인 행동이나, 치료목표에 반하는 행동)에 대해서는 동의할 수 없다는 것을 전달하기 위해 노력한다. DBT는 어떤 행동이라도 반드시 어떤 측면에서는 이해가 가능하지만, 그 행동 전체가 옳거나 합리적이지는 않다고 강조한다. 즉, 치료자가 환자의 반응에서 타당한 면을 찾으려고 한다면, '왜' 그렇게 행동했는가에 대한 타당성은 틀림없이 찾겠지만, '무엇을' 타당하다고 인정할 수 있을지는 찾지 못할 수 있다. 수인 반응에서 또 한 가지 중요한 점은 감정에 대해 수인 반응을 보여야 효과가 있다는 것이다. 환자가 다음과 같이 이야기할 때 치료자가 어떻게 반응할지 생각해 보자. "제가 자해를 그만두면, 자살하게 될 것 같아서 무서워요."

- 감정에 수인 반응을 보인다: "자해를 못 하면 상황이 더 악화될까 봐 무서워한다는 것을 이해합니다. 그런데 실제 연구 결과를 보면, 자해를 계속했을 때 자살의 위험성이 더 높아진다고 합니다."
- 원인에 수인 반응을 보인다: "자해를 멈추면 더 위험해질 거로 생각했다면, 자해를 멈추는 것이 힘들었을 것을 겁니다. 이해가 됩니다. 그런데 자해를 지속하면 실제로는 자살할 위험성이 더 높아집니다."

'기능적인' 수인 반응 없이 말로만 하는 수인 반응은 비수인적으로 받아들여지는 경우가 있다는 것을 잊지 말아야 한다. 예를 들어, 하이힐을 신은 여성이 실수로 어떤 사람의 발을 밟았는데, "어머, 정말 아프겠어요"라고 말하면서 자기 발을 치우지 않는다면, 그 여성의 말이 수인적 반응으로 여겨지지 않을 것이다. 이 상황에서 기능적인 수인 반응은 빨리 발을 치워서 다른 사람의 발을 아프게 하는 것을 멈추는 것이다. 그러므로 행동이 말보다 강하다는 것을 명심해야 한다. 특히 행동이 요구될 때 더 그렇다.

수용과 변화 사이의 변증법을 기억한다면 한쪽으로 치우치지 않을 수 있다. 한쪽으로 치우치는 것은 환자와 치료자 사이에서 줄다리기하는 것과 같다. 예를 들어, 치료자는 환자에게 직업을 가지라고(변화) 이야기하는데, 환자는 그게 불가능하다고 주장하는 상황이 그렇다. 변증법적 균형이 너무 변화 쪽으로만 기울어지면 양극화가 일어나기 쉽다. 치료자와 환자가 줄다리기하고 있다는 것을 깨달으면, 그것에 대해 언급하고 '줄 놓기'를 하는 것이 양극화를 피하는 첫 단계이다. 수용과 인정의 전략을 사용한 후에 변화를 촉구하는 태도로 돌아가는 것이 효과적이다.

전념 전략

전념commitment이란 목표를 위해 자신의 마음을 (감정적으로나 지성적으로나) 온전히 집중하는 것이다. DBT에서 치료자는 환자가 변화에 전념할 의지를 갖고, 구체적인 행동 목표(치료에 빠지지 않기, 자해 행동 줄이기 등)에 집중하도록 돕는다. 동기 면담 전략motivational interviewing strategies(Miller와 Rollnick 2013)에 따라서, DBT 치료자는 환자가 변화에 대한 양가감정을 극복하고 행동으로 실천할 동기를 가지도록 돕는다. 사람들은 보통 다른 사람이 자기에게 변화를 요구하면, 변화에 대해 더욱 저항하기 마련이다. 스스로 변화하도록 할 때, 훨씬 더 변화의 가능성이 커진다. DBT는 환자가 변화에 전념할 의지를 갖도록 하기 위해 다음의 전략을 구사한다.

1. 첫발 들여놓기: 보다 낮은 단계의 목표에 환자가 동의하게 함으로써 높은 단계의 목표에 의지를 가질 수 있게끔 한다. 즉, 더 높은 단계의 성공을 가능하게 하는 낮은 단계의 과제를 제시하는 것이다. 환자가 작은 단계에 동의하면, 환자와 치료자의 결속력이 생길 수 있다. 우선 낮은 단계의 목표를 받아들인 다음에 점차 더 큰 단계로 나아가도록 한다. 환자가 동의한다면 다음 단계로 나아갈지 반복해서 질문할 수 있다. 다음은 그 예이다.

   치료자: "24시간만 술을 마시지 않도록 노력해볼 수 있습니까?"

   환자: "네. 그 정도는 당연히 할 수 있어요."

   치료자: "좋습니다. 그럼 48시간은 어떤가요? 가능하겠습니까?"

2. 머리부터 들이밀기Door in the face 기법: 환자가 실행하기에 상당히 어려운 목표를 먼저 제시한 후, 환자가 못 받아들이면, 보다 쉬운 목표를 다시 제시한다. 예를 들어, 1년간 자해를 하지 않도록 노력할 것을 제시한 다음, 환자가 못하겠다고 할 때, 그럼 한 달간 자해를 멈추기 위해 노력하는 것은 할 수 있겠냐고 묻는 것이다.
3. 선택의 자유: 환자에게는 어떤 것을 할지 결정할 자유가 있다는 것을 명확히 한다. 동시에 그 선택에 따르는 필연적인 결과에 대해서도 강조한다. 예를 들어, "○○ 씨는 입원을 선택할 자유가 있습니다. 그런데 입원을 할 경우, ○○ 씨는 새로 얻은 직장에서 해고될 가능성이 높고, 우리 치료도 중단될 것입니다"라고 말하는 것이다.
4. 역설을 직면하기: 환자의 삶에서 역설적인 진실을 강조한다. 예를 들면, "음… 남자친구와 다툰 후에 자해하면 대개는 기분이 좀 풀리셨던 것 같네요. 그런데 자해한 것 때문에 남자친구와 다투기 시작하는 경우가 많지 않았나요?"
5. 장점 대 단점: 스트레스를 견디지 못하고 문제행동을 계속하는 것의 장단점을 목록으로 적고(예: 자해, 물질남용 등), 스트레스를 견디고 문제행동을 중단하는 것의 장단점도 적도록 한다. 〈표 5.1〉은 그 예시이다.

〈표 5.1〉 스트레스와 자기 파괴적 행동을 극복하거나 극복하지 않을 때의 장단점을 기록하는 예시

스트레스와 자기 파괴적 행동을 극복하지 않을 때의 장점	스트레스와 자기 파괴적 행동을 극복하지 않을 때의 단점
스트레스를 극복하고 자기 파괴적 행동을 멈출 때의 장점	**스트레스를 극복하고 자기 파괴적 행동을 멈출 때의 단점**

6. 악마의 변호[Devil's advocate]: 환자가 치료자의 의견 쪽으로 돌아서게 하기 위해서, 치료자의 실제 입장에 반대되는 태도를 취하거나 비합리적인 주장을 하는 것이다. 이 전략은 환자의 치료 의지를 시험해 보려고 할 때 쓸 수 있다. 이 전략을 사용했을 때 환자와 논쟁에 휘말리게 되거나, 환자가 바로 동의해버릴 소지가 있다는 것을 고려해야 한다. 다음의 예시를 보자.

치료자: "다음 한 주간 자해를 멈추도록 노력해 보시겠습니까?"

환자: "네. 당연히 할 수 있죠."

치료자: "그런데 좀 힘들지 않을까요? 이 시간 후에 저와 헤어지고 나면, 심한 불안이 밀려오고 그러면 자해 충동이 일어나지 않을까요?"

환자: "일주일 정도는 제가 견딜 수 있을 거예요. 자해 충동이 생기면 조깅을 하면 될 것 같아요."

치료자: "정말 그렇게 할 자신이 있습니까? 제 말은 ○○ 씨는 할 수 있다고 생각하

지만, 작년에 ○○ 씨가 가장 오래 견딘 기간이 일주일이었어요."

환자: "음, 힘들겠지만, 그래도 할 수 있을 것 같아요."

치료자: "좋습니다. 노력하겠다고 하시니 기쁩니다. 그럼 이 목표를 달성하는 데 생길 수 있는 어려움에 관해서 이야기해 볼까요?"

7. 확장하기: 환자의 이야기에서 비효율적이고 문제가 되는 측면을 찾아서, 문자적 의미대로 해석하거나 좀 더 과장하는 방법이다. 당신이 환자가 이야기한 것보다 더 심각하게 받아들인다는 것을 보여야 한다는 것을 명심하라. 그렇지 않으면 환자가 그냥 수긍하고 말 수도 있다. 다음의 예시를 보자.

환자(드라마틱하고 위협적인 억양으로): "자살할 거에요!"

치료자(심각한 억양으로): "그 말은 다음 주 치료에 우리가 만나지 못한다는 의미인가요?"

8. 주어진 상황에서 최선을 이끌어내기: 표면적으로 문제라고 보이는 것을 새로운 관점으로 봄으로써, 그것에서 얻을 수 있는 것을 찾는 것이다. 이때, 두 측면이 모두 사실이라는 것을 전달해야 한다. 예를 들면, "○○ 씨가 오늘 치료에 늦은 것이 대단한 일은 아니겠지요. 그런데 지각을 줄이는 것을 치료목표 중에 하나로 삼는다면, 지각과 관련된 문제를 해결해 볼 좋은 기회가 될 것입니다."

DBT는 환자가 이미 동기를 가지고 치료하고 있더라도, 치료에 대한 의지를 더 강화하는 것이 중요하다고 강조한다. 예를 들어, 환자의 의지가 점점 약해지고 있을 때, 이전에 해결했던 방식을 상기시키면서 "치료를 시작한 후 최소한 6개월간은 ○○ 씨가 자살 행동을 하지 않으려고 노력했다고 생각합니다. 그런데 지금 ○○ 씨는 자신의 삶을 끝내고 싶다는 듯이 말씀하시네요"라고 할 수 있다.

치료-방해 행동

치료를 방해하는 행동이 나타날 때는 직접적으로 그 행동에 대해 언급해야 한다. 치료-방해 행동이란 치료에 방해가 되는 모든 행동을 의미하는 비심판적nonjudgmental 용어이다. 이것은 환자의 행동만이 아니라 치료자의 행동에도 적용된다. 예를 들어, 치료자의 휴가로 인해 환자가 치료를 쉬게 되었다면, 이 역시 치료를 방해하는 것이기 때문에 치료-방해 행동으로 간주할 수 있다. 만약 환자가 숙취로 치료를 빠졌다면, 이것도 치료-방해 행동이다. 치료-방해 행동을 다루는 이유는 잘못을 찾거나 비난하려는 것이 아니고, 환자가 치료에서 얻는 것을 최대화하고 문제를 해결하기 위함이다. 예를 들어, 만약 치료자가 휴가를 가게 되었을 때는 그동안 환자가 다른 치료자와 치료하도록 하거나, 치료자 휴가 기간에 환자가 할 숙제를 추가로 주거나, 휴가 후에 추가 세션으로 보충할 수 있다. 치료를 시작하고 첫 몇 세션 안에 치료-방해 행동의 개념을 설명하고, 환자에게 예상되는 치료-방해 행동의 예를 들도록 하는 것이 도움이 된다. 그렇게 하면 환자가 문제를 평가하고 해결하는 것을 빠르게 시작할 수 있다.

일기장과 의제 정하기

DBT의 각 세션들은 특별한 구조를 따른다. 치료자와 환자가 협력적으로 각 세션의 의제를 정한다. 각 세션의 의제는 일반적으로 환자가 지난 한 주간 어떻게 지냈는지 일기장을 간단히 살펴본 다음에 결정한다. 환자는 일기장에 자신의 행동들을 매일 기록한다. 일기장에 기록할 내용은 각 환자에게 맞게 개별화해야 한다(부록 D의 「일기장 예시」를 보라). 일기장의 내용에 포함되는 공통 목록은 감정(유형, 강도), 생각(물질 사용에 대한 충동, 자살과 자해 충동), 행동(자해, 약물남용, 폭식), 기술 사용이다. 일기장을 작성하면, 환자가 한 주간 자신의 감정과 행동을 돌아볼 수 있는 이점이 있다. 이렇게 자신의 감정과 행동에 대해 깨닫게 되면 행동의 변화가 촉진된다(Prochaska

와 Velicer 1997). 다양한 종류의 일기장이 있는데, 온라인에서 사용할 수도 있고 휴대폰에서 사용할 수 있는 앱도 있다(Durham DBT Inc.: https://apps.apple.com/ca/app/dbt-diary-card-skills-coach/id479013889; POP POP LLC: https://apps.apple.com/us/app/simple-dbt-skills-diary-card/id666921665).

환자와 치료자가 함께 일기장을 살펴본 후, 세션의 의제를 정해서 가장 중요한 사안들에 충분한 시간을 할애할 수 있도록 한다. 치료목표의 우선순위에 따라 어디에 초점을 맞출지 결정한다. 자살 행동이나 자해와 같이 생명에 위협이 되는 행동이 가장 우선순위이고, 그다음이 치료-방해 행동이다. 그리고 물질남용, 병적인 식이 행동, 대인관계 갈등과 같이 환자의 치료목표와 관련있는 삶의 질을 저하시키는 행동들이 그 뒤를 따른다. 즉, 마지막 세션 이후부터 현재까지 일어난 생명에 위협이 되는 행동(혹은 치료-방해 행동)을 우선으로 치료에서 다루어야 한다. 환자와 치료자가 협력하여 일기장을 살펴보고 의제를 정하는 것이 중요하며, 너무 딱딱하지 않은 분위기를 만들고 환자가 중요하게 생각하는 항목에는 충분한 시간을 할애해야 하기 전에, 우선 환자의 감정 상태에 초점을 맞추어야 한다.

변증법적 행동치료 기술 Top 10

DBT에서는 감정조절 장애를 BPD 증상들의 기저에 있는 핵심 문제로 생각한다. DBT 기술은 환자가 자신의 감정과 행동을 효과적으로 조절할 수 있는 방법을 가르친다. 이는 네 가지 주요 범주로 나누어지는데, 스트레스 견디기, 마음챙김, 감정 조절, 대인관계 효능 기술이다. Linehan의 『DBT Skills Training Manual』(2015)에는 감정을 조절하기 위해 환자가 사용할 수 있는 수백 가지의 기술이 포함되어 있다. Linehan은 이 매뉴얼에서 밝히기를 많은 다양한 치료접근법에서 이런 기술들을 가져왔다고 했다. 그녀 자신이 자해 문제가 있는 환자와 작업하면서 효과적이었던 모든 방법을 기술했다고 한다. 그 기술들은 정신질환이 있는 사람에게나 없는 사람에게나 모두 유익한 것들이다.

『DBT Skills Training Manual』(Linehan 2015)에 있는 모든 기술들을 섭렵하고 있다면, 다양한 기술들을 적재적소에 쓸 수 있어서 유용할 것이다. 그러나 우리의 경험에 비추어 보면, 환자들은 자신이 숙달한 몇몇 기술들을 완전히 익혀서 사용하는 것을 더 편하게 느꼈다. 그렇지 않으면 환자들이 순간순간 어떤 기술을 사용해야 할지 결정할 수 없어서 매우 당황스러울 수 있다. 우리는 치료자와 환자들이 가장 많이 사용하고 가장 효과적이라고 여기는 DBT 기술 Top 10을 요약했다(〈표 5.2〉 참조). 여기에는 스트레스 극복 기술(STOP, TIPP, ACCEPTS), 마음챙김 기술('무엇을' 기술, '어떻게' 기술, 현명한 마음), 감정조절 기술(관찰하고, 묘사하고, 감정에 이름 붙이기; 사실을 확인하고 그다음에 문제를 해결하거나 반대 행동하기; ABC PLEASE), 대인관계 효능 기술(DEAR MAN GIVE FAST)이 포함된다. 또한, 두 가지 추가 기술도 설명할 것이다. 전적인 수용과 현재 감정에 충실하기이다. 이 외의 기술들과 유용한 내용들을 더 보기 원한다면, 『DBT Skill Training Manual』을 참고하기를 권한다.

〈표 5.2〉 변증법적 행동치료의 기술들

기술	범주
1. STOP	스트레스 극복
2. TIPP	스트레스 극복
3. 기분전환(ACCEPTS)	스트레스 극복
4. '무엇을(what)' 기술 (관찰하고, 묘사하고, 참여하라)	마음챙김
5. '어떻게(how)' 기술 (판단하지 않고, 한마음으로, 효과적으로)	마음챙김
6. 현명한 마음	마음챙김

7. 감정을 관찰하고 설명하고 이름을 붙인다.	감정 조절
8. 사실을 확인한 다음, 문제를 해결하거나 반대 행동을 한다.	감정 조절
9. ABC PLEASE	감정 조절
10. DEAR MAN GIVE FAST	대인관계
추가 기술: 전적인 수용과 현재 감정에 충실하기	스트레스 극복

주석. STOP=Stop, Take a step back, Observe, and Proceed mindfully(멈추고, 한발 물러서서, 관찰하고, 현명하게 대처하기); TIPP=Temperature, Intense exercise, Paced breathing, and Progressive muscle relaxation(온도, 격렬한 운동, 심호흡, 점진적인 근육이완); ACCEPTS=Activities, Contributing, Comparisons, Emotions, Pushing away, Thoughts, and Sensations(활동, 기여, 비교, 감정, 밀어내기, 생각, 감각); ABC PLEASE=Accumulate positive emotions, Build mastery, Cope ahead and PhysicaL illness, Eating, mood-Altering substances, Sleep, and Exercise(긍정적 감정 쌓기, 숙달, 미리 대처하기, 신체 질환, 식이, 감정에 영향을 주는 물질들, 수면, 운동); DEAR MAN=Describe, Express, Assert, and Reinforce/ Mindfully, Appear confident, Negotiate(묘사하고, 표현하고, 주장하고, 강화하라/마음을 다해, 자신 있게, 타협하라) /GIVE=Gentle, Interested, Validate, and Easy manner(예의 바르게, 관심을 보이고, 수인적으로, 편안한 태도로)/ FAST=be Fair, Apologies, Stick to values, Truthful(공정하고, 사과하지 않기, 가치를 지키고, 진실되게).

스트레스 극복 기술

스트레스 극복 기술은 환자가 감정적 위기에 효과적으로 대처하도록 돕는 기술이며 감정조절 장애가 극심할 때 유용하다(예: 사람이 경험하는 가장 고통스러운 상태를 10이라고 할 때, 환자의 스트레스 정도가 8 이상일 때). 스트레스 극복 기술의 목표는 환자가 감정적 스트레스 상황에서 문제를 더 악화시키지 않고 잘 극복하는 것이다. 즉, 치료의 장기 목표에 반하지 않는 방식으로 감정적 스트레스에 대처하도록 하는 것이다(예; 자해, 타인을 향한 공격, 물질남용을 피하는 것). 특히 이 기술들은 환자가 상황을 바꿀 수 없을 때 유용하다. 사실상, 스트레스 극복 기술은 자해와 같은 역기능 행동을 대신하는 것으로 사용되어 왔다. 어떤 스트레스 극복 기술은, 감정조절 장애를 줄여주는 감정조절 기술을 더 많이 사용한다는 장기 목표를 위해 노력할 때, 가교 역할을 하기도 한다. 그리고 환자에게 다음을 알려주는 것이 중요하다: 1) 대부분의 역기능 행동(자해, 물질남용, 폭식 등)을 멈추기가 쉽지 않듯이, 스트레스 극복 기술이 고통스러운 감정을 빠르게 줄여주지는 못한다는 것과 2) 역기능 행동과는 달리, 스트레스 극복 기술은 부정적인 효과를 낳지 않으며 장기적으로 훨씬 효과적이라는 것이다. 스트레스가 가중될 때는 환자들에게 여러 가지 스트레스 극복 기술이 필요한데, 오랫동안 기술들을 반복적으로 사용하는 것이 필요하다. Top 10안에 드는 스트레스 극복 기술에는 STOP, TIPP, 기분전환(ACCEPT)이 있다.

STOP

STOP은 감정 조절이 어려울 때 다른 기술을 사용하기 전에 우선 사용하는 기술이다. STOP 기술의 목표는 감정 조절이 어렵다는 것을 깨달은 다음, 일단 멈추고 이 다음에 무엇을 할지를 생각하도록 해서, 충동적으로 반응하지 않도록 하는 것이다. STOP은 환자가 기억하기 쉽도록 Stop, Take a step back, Observe, Proceed mindfully(멈춤, 한발 물러서기, 관찰, 현명하게 대처하기)의 첫 글자를 딴 것이다.

- Stop(멈춤): 당신의 감정을 통제하기 힘들다는 것을 깨닫는 즉시, 신체적으로 또 정신적으로 멈춘다[stop].
- Take a step back(한발 물러서기): 호흡을 길게 내쉰다. 때로는 실제로 한발 물러선다.
- Observe(관찰): 당신 주변에서, 또 당신 내면에서 어떤 일이 일어나고 있는지, 무심판적으로 관찰한다. 가능하다면 다른 사람에게 이런 일이 일어났다고 상상함으로써 상황을 객관적으로 바라본다.
- Proceed mindfully(현명하게 대처하기): 스스로에게 물어보라. 무엇을 원하나? 내 목표가 무엇인가? 상황을 악화시키는 것이 무엇인가?

TIPP

TIPP 기술은 환자가 감정적으로 무너졌을 때나 심리적 고통이 극심하고 혼란에 빠져 있을 때 특히 더 유용하다. TIPP은 Temperature, Intense exercise, Paced breathing, Progressive muscle relaxation(온도, 격렬한 운동, 심호흡, 점진적인 근육이완)을 의미한다. 이 네 가지 하위 기술은 신체적인 흥분을 가라앉히기 위해 사용된다. 사람이 극심한 스트레스를 겪으면, 교감 신경계가 활성화되어서 아드레날린의 혈중 농도가 상승한다. 이것은 싸움 혹은 도주 반응fight-or-flight response으로도 알려져 있다. 신체적인 흥분이 조금이라도 가라앉으면, 환자가 숨 쉴 수 있는 여유가 생기고, 나중에 후회할 일을 하는 것을 막아준다. TIPP 기술은 환자가 싸움 혹은 도주 반응을 완화시키기 위해 사용할 수 있는 '생물학적 전략'이다.

- Temperature(온도): 만약 사람이 차가운 호수에 빠진다면, 신체는 부교감 신경계를 활성화하고 에너지를 아끼기 위해, 호흡과 심박동수를 줄이는 반사반응을 보일 것이다('휴식-소화' 체계). 머리까지 잠겼을 때는 이 반응이 더욱 강해진다. 이 진화적인 적응을 잠수 반사라고도 하는데, 심박동수와 호흡수를 줄이고 스트레스를 완화하기 위해 의도적으로 이용할 수 있다. 차가운 온도에 노출시켜서 잠수 반사를 유도하는 다양한 방법들이 있다. 얼음물에 머리를 관자놀이 부분까지 담그거나, 차가운 물에 샤워하기, 머리에 물 붓기, 관자놀이에 얼음 팩 갖다 대기 등이 있다. 차가운 공기를 쐬러 바깥에 나가거나 얼굴에 찬물을 뿌리는 것도 스트레스를 감소시키는 데 효과가 있다. 너무 차가운 온도에 노출하지 않도록 하는 것이 중요한데, 그것은 일종의 자해가 될 수 있다. 얼음 팩으로 인해 피부가 동상에 걸리는 일이 발생하지 않도록 해야 한다. 잠수 반사는 심박수를 느리게 하기 때문에, 그럴 경우 위험해질 수 있는 질병을 앓고 있는 환자에게 적용할 때는 의학적 자문을 얻어야 한다.
- Intense exercise(격렬한 운동): 격렬한 운동도 부교감계를 활성화한다. 스트레스를 받고 싸움 혹은 도주 반응이 활성화되면, 신체는 도망가려고 하거나 누군가를 공격하려 들게 된다. 격렬한 운동을 하면 신체는 싸움 혹은 도주 반응이 일어나고 있는 것으로 '속게' 되어서, 저절로 진정을(휴식-소화) 찾게 되는 효과가 있다. 거의 모든 상황에서 격렬한 운동을 실행할 수 있다. 부교감 신경을 활성화하는 강한 강

도의 운동에는 팔 벌려 뛰기jumping jack, 두 손을 바닥에 짚고 두 다리를 쪼그렸다 폈다 하기squat thrust(burpees), 계단 뛰기 등이 있다. 스트레스 극복 기술로 효과를 보기 위해서는 20분가량 운동을 지속하고, 심박수는 최대 심박수의 80% 이상이 되어야 한다. 그러나 어떤 운동이든 스트레스를 완화하는 데 도움이 되므로, 어떤 것이 더 좋은지는 개인에 따라 다르다.

- Paced breathing(심호흡): 심호흡 또한 부교감 신경계를 활성화하여 교감신경의 흥분을 가라앉히기 위해 사용한다. 깊게 숨을 내쉴 때, 횡격막의 미주신경을 통해 부교감 신경계가 자극된다. 심호흡 방법은 여러 가지가 있다. 한 가지 방법은 5초간 들이마신 다음 잠깐 숨을 참고, 그 후에 6~7초간 내쉬는 것이다. 심호흡은 5분 이상 지속하거나 10번 정도 반복해야 부교감 신경이 자극된다는 것을 잊지 말자.
- Progressive muscle relaxation(점진적인 근육이완): 점진적인 근육이완은 근육을 긴장시킨 후에 이완함으로써, 몸을 이완시키는 기법이다. 근육을 최대한 강하게 긴장시킨 다음, 수초 간 유지하고 나서 천천히 근육을 이완한다. 이것은 격렬한 운동에서 싸움 혹은 도주 반응을 이용하는 것과 같은 이치이다. 여러 근육들을 차례로 사용하거나 한 근육에 집중하기도 한다.

심호흡과 점진적 근육이완을 함께 하면, 특히 더 효과적이다; 들이마실 때 근육을 긴장시키고, 내쉴 때 근육을 이완시킨다. 이때 유용한 인지cognition 기법도 추가하여 사용할 수 있다. 우선 스트레스를 가중시키는 부정적이고 불필요한 생각을 찾은 다음, 보다 도움이 될 다른 생각들을 떠올린다. 예를 들어, 친구가 문자 메시지에 답을 하지 않을 때 스트레스를 받는 것은 '걔가 나를 좋아하지 않는 거야', '나는 관계에서 실패했어' 혹은 '내가 한심한 문자를 보내서 걔가 답을 하지 않는 걸 거야'와 같은 생각을 하기 때문이다. '바쁜 거겠지', '걔는 답하는 데 시간이 좀 걸리는데, 뭐 괜찮아', '걔가 답을 하지 않아도 괜찮아, 이걸로 우리 우정에 금이 가진 않아'와 같은 생각은 스트레스를 완화시킬 것이다. 도움이 되는 생각을 찾은 다음에 이것을 심호흡과 점진적 근육이완에 결합시킨다. 예를 들어, 숨을 들이마시고 하지 근육을 긴장시키면서, '누구나 바쁠 때가 있지'라고 생각하고, 숨을 내쉬고 근육을 이완시키면서 '그러니까 릴랙스하자'라고 생각하는 것이다.

스트레스 상황에서 TIPP 기술들을 효과적으로 사용하기 위해서는, 환자가 스트레스 상황이 아닐 때 이 기술들을(특히 점진적 근육이완) 연습하는 것이 꼭 필요하다. 어떤 TIPP 기술이 자신에게 가장 적합한지 찾기 위해 모든 TIPP 기술을 다 시도해 보는 것이 좋다. 상황에 따라 어떤 TIPP 기술이 더 유용할 수 있는데, 예로 심호흡과 점진적 근육이완은 교실이나 모임 중에도 조심스럽게 사용할 수 있다.

기분전환(ACCEPTS)

기분전환 기술은 불편하고 부정적인 감정을 불러일으키는 상황이 바로 해결될 수 없을 때 그 감정을 견디기 위해 사용된다. 스트레스를 유발하는 원인으로부터 다른 것으로 관심을 옮기게 하는 것이다. 기분전환 기술이 최고의 효과를 내려면 이 방식에 완전히 몰입할 수 있어야 한다. ACCEPTS는 Activities, Contributing, Comparisons, Emotions, Pushing away, Thoughts, Sensations(활동, 기여, 비교, 감정, 밀어내기, 생각, 감각)의 머리글자를 딴 것이다.

- Activities(활동): 중립적인 활동이나 고통스러운 감정에 반대되는 감정을 일으키는 활동을 한다(예: 달리기, 샤워하기, 설거지).
- Contributing(기여): 다른 사람을 위해 무엇인가를 한다. 자신의 문제로부터 관심을 돌려서 다른 사람에게 초점을 맞춤으로써, 고통스러운 감정에서 벗어날 수 있다(예: 이웃들을 위해 낙엽 치우기, 소외된 친척 방문하기).
- Comparisons(비교): 자신보다 더 힘든 상황에 있는 사람과 자신을 비교하여, 상황을 바라보는 시야를 넓힌다. 어떤 환자에게는 다른 사람과 비교하는 것이 도움이 되지 않고, 도리어 비수인적일 수 있다. 이런 경우에는, 다른 사람이 아닌 과거 자신의 삶에서 더욱 힘들었던 때에 자신이 어땠는지와 지금을 비교할 수도 있다.

이 기술의 목표는 환자의 관점을 바꾸는 것이다. 예를 들면, 직장에서 프레젠테이션을 앞두고 스트레스를 받고 있을 때, 1) 더 큰 그룹에서 발표했던 때, 2) 예전에 취업조차 힘들었던 때, 3) 직업을 구하지 못한 다른 사람들과 비교를 함으로써 힘든 감정을 완화시킬 수 있다.

- Emotions(감정): 다른 감정을 만들어 냄으로써 고통스럽고 불필요한 감정을 변화시킨다. 이렇게 하면 불필요한 감정의 강도를 줄이는 것이 가능하다(예: 빠른 음악을 듣거나 코미디 프로그램을 시청하면 슬픈 감정이 줄어든다).
- Pushing away(밀어내기): 고통스러운 감정을 유발하는 것들을 정신적으로 '밀어내고', 잠깐 잊는다[예: 고통스러운 감정을 상자에 넣어서 선반 위에 올려 둔다고 상상하기; 애인에게 화가 났을 때 여유를 갖고 산책하기; 약을 하고 싶은 충동을 5분간만 미룬 다음 다시 이것을 반복하기; 잠깐의 휴식을 계획하기(예: 아주 특별한 초콜릿을 사거나 잡지 읽기, 자연 속에서 산책하기, 공원에 자리를 펴고 앉아 쉬기)].
- Thoughts(생각): 고통스러운 생각을 다른 생각들(예: 숫자 맞추기 퍼즐이나 수학 문제 풀기, 시나 노래 가사 외우기, 물건 세기, 기억나는 모든 나라의 이름 대기)에 집중하는 것으로 대체한다.
- Sensations(감각): 힘든 순간 도움이 될 만한 오감을 동원한다(예: 향초나 좋은 향기 맡기, 진정 음료 마시기, 따뜻한 물로 목욕하기, 자연이나 동물 사진 보기, 시냇물 소리나 빗소리 듣기).

『DBT Skills Training Manual』(Linehan 2015)에는 기분전환이나 안정을 취하기 위한 다른 활동들의 목록이 수록되어 있으므로 참고하기를 권한다. 이 매뉴얼에 수록된 다른 스트레스 극복 기술에는 스트레스 상황에 이름 붙이기, 기도나 명상, 격려하는 문장을 반복하기, 당신의 마음을 소리 내어 말하기, 도움이 되는 상상하기 기법 등이 있다.

다음은 환자들이 스트레스 극복 기술을 배우고 활용하는 데 필요한 몇 가지 팁이다.

- 스트레스 극복 기술의 목표는 감정적인 위기 상황에 효과적으로 대처하는 것임을 환자에게 주지시킨다. 이 기술들이 고통스러운 감정을 없애는 것은 아니다.
- 비교적 낮은 강도의 스트레스 상황에서 이 기술들을 연습해 보도록 격려한다. 그렇게 해야 큰 문제에 당면했을 때 자연스럽게 이 기술들을 사용할 수 있을 것이다.
- 각 환자가 주로 사용하는 기술 서너 가지를 선택하여 완전히 숙달하도록 한다.
- 환자들에게 기분전환 기술에 너무 의존해서는 안 된다는 것을 강조해야 한다. 왜냐면 힘든 상황을 그저 회피하는 것으로 끝내 버릴 수 있기 때문이다.
- 감정의 강도가 다소 줄어든 다음에는 환자가 감정조절 기술과 대인관계 효능 기술을 사용하도록 격려해야 한다.

마음챙김

마음챙김mindfulness에 관한 여러 다양한 정의가 있다. Linehan(2015)은 *마음챙김*을 “지금 이 순간의 마음에 어떤 판단과 어떤 집착도 없이 의식적으로 집중하는 것”으로 정의했다. 마음챙김은 명상과는 다르다. 명상을 마음챙김의 한 형태로 볼 수 있다. 마음챙김은 명상을 포함한 더 많은 것을 의미한다. 어떤 순간에도 마음챙김을 할 수 있는 방법이 있고, 또 마음챙김을 할 상황도 여러 상황 중에 선택할 수 있다. DBT에서, 마음챙김 기술은 ‘무엇을what’ 기술, ‘어떻게how’ 기술, 현명한 마음wise mind 기술이 있다. ‘무엇을’ 기술은 마음챙김에서 *무엇을* 하는가에 대한 것이고, ‘어떻게’ 기술은 *어떻게* 하면 마음챙김이 되는지에 대해 설명한다. 감정적으로 과거나 미래에 사는 것이 아니라, 지금 이 순간에 정신적으로 머묾으로써, 깨달음과 고요를 찾고 요동치는 감정을 가라앉힌다. 앞으로의 걱정이나 지난 것에 대한 후회 없이 현재의 고통스러운 감정을 마주한다면 그것을 견디기가 수월해진다.

'무엇을' 기술(관찰하고, 묘사하고, 참여하기)

'무엇을' 기술이란 마음챙김을 할 때 무엇을 하는가에 관한 것이다: 관찰하고, 묘사하고, 참여하라. *마음챙김으로 관찰하기*mindfully observing는 오감을 사용하여 지금 이 순간에 집중하는데, 말없이, 판단하지 않고 관찰하는 것이다. 자신의 생각과 신체 감각, 다른 사람의 행동, 자신의 호흡 등에 집중하면서 관찰한다. 마음챙김으로 관찰하기를 하면, 자기 자신과 지금 관찰하고 있는 것이 분리되면서 거리를 두고 자신을 바라볼 수 있게 된다. '지금 이 순간 관찰하기'도 역시 있는 그대로의 현실에 머물게 하여, 보다 깨어있고 살아있다고 느끼게 한다. 예를 들어, 길을 따라 걷는 것과 그렇게 걷고 있는 자신을 관찰하는 것은 또 다른 경험을 선사한다.

*마음챙김으로 묘사하기*mindfully describing는 관찰한 것을 말로 옮기는 것을 의미한다. 핵심은 감정과 생각, 감각을 어떤 의견이나 판단없이 묘사하는 것이다. 예를 들어, "그가 '너 왜 늦었어?' 하고 물을 때 목소리가 높아졌어요"라는 것은 묘사지만, "그가 나한테 엄청 화를 냈어"라는 것은 그의 기분과 의도에 대해 자신의 해석을 가미했기 때문에 사실 그대로를 묘사한 것은 아니다. 자신이 어떤 가정을 하고 있거나 그 사실의 결과를 예측하고 있다는 것을 깨달았다면, 그것을 생각으로 묘사하는 것도 사실 그대로 묘사하는 것에 속한다. 예를 들면, "그가 '너 왜 늦었어?'하고 물을 때 목소리가 높아져서, 그가 나에게 화가 났다고 생각했어요"라고 말할 수 있다.

*온전히 참여하기*mindful participation는 온전히 깨어있는 마음으로 자신을 의식하고 판단하지 않고, 오로지 어떤 행동을 하는 것에만 집중하는 것을 말한다. 그래서 자신이 하고 있는 것을 관찰하는 '마음챙김으로 관찰하기'와는 다르다. 춤, 스포츠, 그림 그리기, 새로운 음악을 배울 때, 사람들은 자기도 모르게 온전히 참여한다. 온전히 참여하기에 적합한 활동들이 있기는 하지만, 설거지나 양치하기와 같이 일상적인 활동으로도 온전히 참여하기가 가능하므로, 각자가 선택할 수 있다.

사람의 뇌는 자연적으로 미래나 과거를 생각하고, 끊임없이 무엇에 대한 판단을 한다. 마음챙김 기술은 이것을 알아차리고 난 후, 기분전환 하여 관찰하고, 묘사하고, 참여하기 쪽으로 마음을 돌리도록 하는 것이다.

'어떻게' 기술(판단하지 않고, 한마음으로, 효과적으로)

'어떻게' 기술은 어떻게 마음챙김으로 관찰하고, 묘사하고, 온전히 참여하기를 하는지 설명한다. '어떻게' 기술은 판단하지 않고, 한마음으로 그리고 효과적으로 하도록 돕는다. 어떤 사람에게는 이것이 반직관적이기 때문에 숙달하기 위해서는 반복적인 연습이 필요하다.

*판단없이*nonjudgementally는 그것이 좋은가 나쁜가를 평가하지 않는 것을 말한다. 대부분의 사람들은 자동적으로 판단을 하게 되는데, 이것은 정상이다. 핵심은 판단하지 않으려고 할 때, 우리가 뭔가를 판단하고 있다는 것을 인식하게 되고, 관찰하는 사실 그대로에 집중할 수 있다. 뭔가를 판단하고 있다는 것을 알아차리도록 연습하는 것이 중요하다.

DBT는 일상에서 판단할 때, 그것을 알아차리고 있는 그대로 묘사하는 것으로 바꾸는 연습을 하도록 한다. 판단이란 가치와 선호를 기반으로 한 일종의 묘사라고 생각할 수도 있다. 예를 들어, 만약 시험에서 B+를 받았을 때, 개인의 가치와 관점에 따라서 판단은 "잘 못했어"가 될 수도 있고, "정말 잘했어"가 될 수도 있다. 이 상황을 판단하지 않고 묘사한다면 "난 시험에서 B+를 받았다. 더 좋은 점수를 받지 못해서 실망스럽다"라고 할 수 있다. '좋고 나쁨'을 떠나서 행동과 결과에 대한 묘사에 초점을 맞추는 것이 더 효과적일 때가 많다. 왜냐면 주어진 상황의 사실에 대한 감정을 인정하면서, 동시에 더 구체적인 정보를 전달하기 때문이다. 예를 들면, 판단하지 않는 묘사로 "내 친구는 나를 만날 때 자주 늦는데, 그럴 때 나는 속상하다"라고 말한다면, "내 친구는 나쁜 놈이다"와 같은 판단하는 말보다 문제를 해결하는 데 더 효과적이다. 판단하지 않는 자세는 부정적인 판단을 긍정적인 것으로 바꾸는 것이 아니다("그는 나쁜 놈이다"를 "괜찮아"로 바꾸는). 사실과 그 사실에 대한 자신의 반응을 있는 그대로 묘사하는 것이다.

판단을 면밀하게 따져보는 것도 도움이 되는데, 종종 사실이 아닌 것을 사실인 것처럼 왜곡하여 말하기도 하기 때문이다. 흔히 쓰이는 묘사를 가장한 판단에는 "해야 한다I should"는 말이 있다. 예를 들어, "좀 더 시험을 잘 쳤어야 했는데"라는 말에는 "시험을 잘 치지 못했으니 난 가치가 없어"라는 가치판단을 품고 있다. "해야 한다should"를 "원한다wish"나 "선호한다preference"로 바꾸면 좀 더 판단하지 않고 묘사하는 말에 가까워진다(예: "내가 시험을 좀 더 잘 쳤으면 좋았을 것 같아"). 이처럼, 항상always이나 절대never와 같은 단어도 판단하는 말에 자주 쓰인다.

판단하는 말은 언어를 통해서만이 아니라, 억양이나 표정을 통해서도 전달된다. 예로, "네가 B+를 받았구나"라고 할 때 억양에 따라서 비판하는 말이 될 수도 있고 비판하지 않는 말이 될 수도 있다. DBT에서는 판단하는 말을 대체하기 위해서, 감정을 인식하고 거기에 이름을 붙이는 것이 도움이 된다고 한다. 예를 들어, "내 점수를 보니 실망스럽다"라는 표현은 판단적이지 않은 표현이다.

그런데 환자들은 "판단이 필요해요. 판단해야 내가 좀 더 노력하게 되죠"라고 말하며 반대할 수 있다. 이에 대해서, 치료자는 판단이나 자기 비판적인 말은 감정적으로 더 힘들게 하고 문제 해결에서 멀어지게 하므로, 행동을 바꾸는 방법 중에 가장 효과적이지 않은 방법이라는 것을 강조할 필요가 있다. 주어진 상황에서 사실에 초점을 맞추는 것이 행동을 바꾸려 할 때 훨씬 효과적이다. 예를 들어 "나는 어제 자해를 하지 말았어야 해. 난 항상 이 모양이야. 최악이야"라는 판단하는 말보다, "어제 자해를 했어. 안 그랬으면 좋았을 텐데…. 지금 너무 부끄럽고 죄책감이 들어"라는 사실에 기반을 둔 말이 더 도움이 된다.

*한마음으로one-mindfully*란 어떤 순간에 한 가지 일에 초점을 맞추어 집중하는 것을 의미한다. 여러 가지 일을 동시에 하는 멀티태스킹과는 반대되는 개념이다. 한 가지에만 집중하는 것이 말처럼 쉬운 일이 아니다. 특히 BPD 환자는 감정조절 장애가 있고 충동적이기 때문에 더 힘들다. 미래의 걱정이나 힘들었던 과거의 기억에 생각을 뺏기지 않고, 지금 이 순간 오직 한 가지의 것에 집중하는 것을 배우는 것은 힘든 일이다. 그러나 연습을 통해 자신의 관심을 조절하는 능력을 향상시킬 수 있다. '한마음으로' 기술을 연습할 때는 흔히 주의가 흐트러지게 마련이라는 것을 환자에게 설명하고, 이것에 대해 판단하지 않는 것이 중요하다.

*효과적으로effectively*는 주어진 순간에 자신의 자원을 총동원하여, 목표를 달성하

기 위해 필요한 것을 하는 것을 의미한다. BPD 환자는 비수인 반응을 반복적으로 경험해왔기 때문에 자신의 지각이나 감정이 정확한지에 의문을 가진다. BPD 환자들은 자신이 '틀렸다'라는 생각이 들 때 위협감을 느끼기 때문에, 자신이 '옳다'라는 것을 확인하기 위해 더 매달리게 된다. 옳다는 것을 확인하는 데 매달리는 것은 오히려 목표 달성을 위해 필요한 것을 하는 데 걸림돌이 된다. 예를 들어, 파산 재판에 매달리는 것이 '옳을' 수도 있지만, 가족을 부양하는 데 충분한 돈을 모으자는 중요한 장기 목표에는 효율적이지 않을 수 있다. 그 행동이 납득은 되지만, 옳은 것과 효과적인 것 사이에 선택이 필요하다. 비슷하게 흔쾌히willingness와 고의willfulness도 대조적인 의미를 가진다. 흔쾌히 받아들임은 어떤 상황의 현실에 대항하기보다는 인정하는 것이다. 이에 반해 고의는 필요한 것을 하는 것을 거부하고, 비효율적인 태도로 현실에 대항하여 싸우려는 것이다. 환자가 고의적 행동을 할 때, 이것을 무심판적으로 지적해 주는 것은 '흔쾌히' 하는 것을 선택하도록 하는 첫걸음이다. 고의적 행동은 특히 위협을 느끼거나 두려움이나 화가 날 때 일어나는 정상적인 반응이다. 만약 환자 스스로 자신이 '고의적 행동'에 갇혀 빠져나오지 못하고 있다는 것을 깨닫는다면, 흔쾌히 받아들일 경우 두려운 것이 무엇인지에 대해 이야기해 보는 것이 도움이 된다.

현명한 마음

DBT에서는 사람의 마음 상태를 세 가지로 분류한다. 첫 번째는 합리적 마음으로, 자신의 감정과 생각에 얽매이지 않고 논리적이고 실용적으로 생각하는 것이다. 두 번째는 감정적인 마음이다. 이것은 감정이 우세하고, 무엇이 논리적이고 무엇이 실제적인가는 상관이 없다. 세 번째는 현명한 마음으로 감정적 마음과 합리적 마음을 합한 것이다. 이 상태는 감정적 마음의 직관과 합리적 마음의 논리를 결합한다. 온전히 감정적 마음 상태에서 혹은 온전히 합리적 마음 상태에서 어떤 결정을 내린다면, 그 순간에는 좋은 생각같이 보이겠지만, 장기적으로 자신의 목표와 가치를 지키지 못할 수 있다. 환자가 자신의 마음 상태를 관찰하고 구분하도록 연습하는 것이 도움이 된다. 환자가 목표를 정하거나 중요한 결정을 내릴 때, 현명한 마음의 견지에서 자신에게 필요한 것이 무엇인지, 또 무엇을 원하는지 살펴보도록 해야 한다.

마음챙김 기술을 설명하기는 쉽지만 실제로 실행하기는 힘들다. 이 기술들은 다른 DBT 기술의 기반이 되는 기술들이다. 그러므로 환자가 치료시간뿐 아니라 집에서도 이 기술들을 연습하도록 격려해야 한다.

감정 조절

환자에게 감정조절 기술을 소개할 때, 치료자는 이 기술의 목표가 감정을 없애는 것이 아니라, 고통을 줄이고 감정을 보다 효과적으로 사용할 수 있도록 돕는 것이라는 것을 강조해야 한다. 환자들은 대개 수치심과 슬픔과 같은 고통스러운 부정적 감정을 없애고 싶어 한다. 어떤 환자들은 감정 조절을 잘 못한다고 비난을 받은 적이 많기 때문에, 감정을 조절한다는 개념에 거부 반응을 보이기도 한다. 자기가 바꾸길 원하는 감정을 자유롭게 정해서 그것만 바꾸도록 노력하면 된다고 설명할 필요가 있다. 치료 초기에는 감정조절 기술을 스트레스 극복 기술과 결합하여 사용하는 게 도움이 된다. 치료가 진행되면서, 감정조절 기술을 통해 환자의 감정조절 장애가 호전되는 것을 확인할 수 있을 것이다. 우리가 Top 3로 꼽는 감정조절 기술은 1) 관찰하고, 묘사하고, 감정에 이름 붙이기; 2) 사실을 확인하고 나서 문제 해결이나 반대 행동하기; 3) ABC PLEASE이다(아래 본문을 보라).

관찰하고, 묘사하고, 감정에 이름 붙이기

많은 BPD 환자들이 자신이 경험하는 감정을 깨닫고 이름 붙이는 것에 어려움이 있다. 감정을 인식하고 정확한 이름 붙이기를 배우는 것은 매우 중요하다. 왜냐면 이 기술을 기반으로 해서 다른 감정조절 기술을 사용할 수 있기 때문이다. DBT는 감정에 (심지어 불쾌한 감정에도) 기능이 있다고 강조한다. 감정의 두 가지 주요 기능은 1) 무엇을 필요로 하고 원하는지에 대한 정보를 주고, 적응적인 행동을 이끌어낸다는 것과 2) 다른 사람과 소통의 기능이다. 〈표 5.3〉은 사람들에게 흔한 감정들, 그것의 기능,

전형적인 촉발인자, 신체 감각, 생각과 행동충동들을 정리했다. 환자들은 한 주간, 매일 자신이 경험한 감정을 깨닫고 이름을 붙이고 그 감정을 촉발시킨 사건을 찾는다. 이러한 훈련은 매우 유용하다. 치료자와 환자가 연쇄 분석을 할 때도 감정에 초점을 맞추고, 환자가 이를 인식하고 이름 붙이는 것이 매우 중요하다.

DBT에서는 일차적 감정과 이차적 감정을 구분한다. 이차적 감정은 일차적 감정에 대해 학습된 혹은 조건화된 반응을 일컫는다. 환자가 사건을 해석하는 방향에 따라 다른 감정반응을 하게 된다. 예를 들어, 운전 중에 어떤 차가 갑자기 끼어든다면, 뒤차의 운전자는 일단 위험했기 때문에 두려움을 느낀다. 그러나 두려움은 앞차가 '잘못했다'라는 생각(해석) 때문에 곧 분노로 바뀐다. 폭발적인 분노는 대개 수치심이나 두려움과 같은 여린 감정에 대한 이차적인 감정반응일 때가 많다. 어떤 해석이, 또는 어떠한 과거의 학습이 이차적인 감정을 이끌었는지 살펴보는 것이 필요하다. 환자가 자신의 감정을 깨달았다면, 그다음 단계는 장기 목표와 가치에 부합하는 건강한 반응을 하도록 돕는 것이다.

환자가 강렬한 고통의 감정을 느낄 때 다음 요소들을 인식하고 살펴보도록 연습한다.

- 취약성: 촉발 사건이 있기 전에, 강렬한 감정에 더 취약하게 만든 것이 있었습니까?(예: 잠을 못 잤거나, 그날 있었던 말다툼)
- 촉발 사건: 감정을 촉발시킨 사건을 한 문장으로 표현(묘사)하십시오(비심판적으로)(어떤 생각이 촉발 사건일 수도 있다).
- 해석(생각): 당신의 생각들을 이야기해 보세요.
- 신체 감각: 그 감정이 당신 몸에서는 어떻게 느껴지는지 묘사해 보십시오.
- 행동충동: 말하고 싶은 것이나 행동하고 싶은 것을 이야기해 보세요.
- 행동: 당신이 한 말과 한 행동을 묘사해 주세요.
- 이후 효과: 그다음에 일어난 일(이차적 감정을 포함)을 묘사해 주세요.

〈표 5.3〉 흔한 감정과 그 기능, 촉발인자, 신체 감각, 생각과 행동충동

감정	기능	흔한 촉발 사건	신체 감각	흔한 생각들	행동충동
두려움 (불안, 걱정, 긴장)	행동: 위험 회피. 타인과의 소통: 위험해!	자신이나 타인에 대한 위협.	심계항진, 가슴의 통증, 땀, 근육의 긴장.	'나는 여기에 더처할 수 없어.' '뭔가 나쁜 일이 일어날 거야.'	회피.
분노 (좌절, 짜증)	행동: 자신과 타인을 보호. 타인과의 소통: 날 내버려 둬.	목표의 좌절. 자신이나 타인이 위협을 받음.	근육이 굳음, 열이 남.	'내가 옳아.' '억울해.'	공격.
슬픔 (실망, 애도, 상처)	행동: 노력해도 소용 없을 때 위축됨. 타인과의 소통: 도움이 필요해.	상실.	귀찮고 피곤함, 공허함.	'실패했어.' '잃었어.'	위축, 회피.
수치심 (당황, 굴욕감, 부끄러움)	행동: 다른 사람의 거절을 피함. 타인과의 소통: 미안해요.	거절하는/거절로 느껴지는 행동.	마음속 깊은 곳의 아픔.	'나는 사랑받을 수 없어.' '나는 못났어.' '내가 문제야.'	숨기, 피하기, 되돌리기.
죄책감 (후회, 회한)	행동: 도움이 되지 않는 행동을 반복하지 않게 함. 타인과의 소통: 내가 다 망쳤어.	자신의 도덕적 양심을 훼손하는 행동.	마음속 깊은 속의 아픔.	'그러지 말아야 했어.' '그걸 해야 했어.'	행동을 멈춤, 되돌리기.
시기 (불만, 억울함)	행동: 타인이 소유한 것을 가지려 함. 타인과의 소통: 그걸 가지고 싶어.	당신이 소유하고 싶어 하는 것을 가지고 있는 누군가.	근육 긴장, 마음속 깊은 곳의 아픔.	'그건 내가 가져야 마땅해.' '억울해.'	타인의 것을 가지려고 하거나 파괴함.
질투 (소유욕, 집착)	행동: 가진 것을 지킴. 타인과의 소통: 그건 내 거야.	누군가가 당신의 것을 빼앗으려 함.	목에 뭔가 걸린 느낌, 근육 긴장.	'내 걸 잃을 것 같아.' '그들이 나한테서 그걸 뺏어 가려고 해.'	더 통제하려고 함.
혐오 (싫어함)	행동: 손해와 오염을 피함. 타인과의 소통: 거리를 둠.	뭔가가 당신이나 다른 사람들에게 피해를 입히거나 오염시킬 수 있음.	매스꺼움.	'역겨워.' '나쁜 거야.'	회피.
기쁨 (행동, 즐거움, 만족, 반가움)	행동: 다가감과 얻음. 타인과의 소통: 난 이게 좋아.	당신이 원하는 것을 얻음. 즐거운 일을 함.	심장이 빨리 뜀, 기운이 남, 얼굴이 붉어짐.	'난 이게 좋아.'	미소, 웃음, 다가감.

사실을 확인하고 나서 문제 해결이나 반대 행동하기

DBT는 환자들이 변화시키고 싶어 하는 강렬한 문제 감정들이 일어날 때, 따를 수 있는 단계적 과정을 설명한다. 첫 번째 단계는 사실 확인하기이다. 이것은 사건 자체보다는 감정을 일으킨 사건의 해석을 말한다. 같은 사건이라도 뒤따르는 해석은 매우 다양하고, 이에 따라 다양한 감정이 일어난다. 예를 들어, 당신의 친구에게 만나자는 문자메시지를 보냈는데, 6시간이 지나도 답이 없다고 해보자. 당신이 만약, '그 친구는 주말에도 일하지, 아마 지금 일하고 있는 중 일 것이야'라고 생각한다면 좀 덜 서운하게 느낄 것이다. 그런데 만약, '항상 바로 답을 하던 친군데…. 안 좋은 일이 생겼나?'라는 생각이 든다면, 당신은 걱정이 되고 불안해질 것이다. 또, '이 친구는 항상 이렇게 답장을 늦게 하더군, 친구 사이에도 예의란 게 있어야지'라고 생각하면, 당신은 화가 날 것이다. 마지막으로, '어제 내가 화를 내서 이 친구가 나와 절교하려고 하는 게 아닐까?'라고 생각한다면, 당신은 친구를 잃은 것 때문에 슬프고 또 부끄럽기도 할 것이다. 이 모든 예가 시사하는 것은, 감정을 일으키는 것은 상황의 사실뿐만 아니라 그 사실에 대한 해석이라는 것이다.

사실들을 판단없이 살펴본다는 것은, 그 사실에 대해 해석하지 않고, 내가 느끼는 감정과 그 강도가 사실에 부합하는가를 따져보는 것이다. 이때는 그 사실을 둘러싼 다양한 가능성과 해석을 다 고려하도록 한다. 스스로에게, "무엇 때문에 걱정하는 거지?"라고 물어봄으로써 스트레스를 만드는 해석이 무엇인지 찾을 수 있다. 감정이 '사실에 부합하지 않는 것'은 종종 일어나는 일이고 이해할 수 있는 일이라는 것을 환자에게 설명해야 한다. 예를 들어, 예전에 로트와일러(개의 품종)에게 물린 적이 있다면, 그 후로 개라면 다 무서워져서 친구의 순한 치와와에게도 공포를 느낄 수 있다. 치와와가 위험하지 않음에도 이런 공포를 느끼는 것이 상황에 부합되지 않지만, 과거의 경험을 감안하면 이러한 반응을 이해할 수 있다. 종종, 사실을 살펴보는 행위 자체로도 강한 감정이 완화될 수 있다.

사실을 살펴본 후에도 환자의 감정이 변화하지 않는다면, '문제 해결'이나 '반대 행동하기'로 진행하도록 한다. 감정이 사실에 부합한다면, 문제 해결을 통해 상황을 바꾸는 것이 감정을 변화시키는 한 방법일 것이다. 예로, 만약 어떤 사람이 새 직장의 월급으로는 집 월세를 낼 수 없어서 근심하고 있다면, 이 불안은 사실에 부합된다. 따라서 상황을 바꾸어야 불안을 해결할 수 있으므로, 이때 문제 해결이 요구된다. DBT는 문제 해결을 위한 구조를 제공한다. 1) 문제를 판단없이 기술하고, 2) 문제를 해결하는 데 걸림돌이 되는 것을 찾아내고, 3) 생각할 수 있는 모든 문제 해결 방법들을 무심판적으로 살펴본 다음, 4) 최선이라고 생각되는 방법 두 가지를 선택하고 각각의 장단점을 적어보는 것이다.

감정이 상황에 부합되지 않으면서 너무 강렬하다면, 문제 해결보다는 반대 행동하기를 제안한다. 예를 들어, 개를 무서워하는 사람이 친구의 순한 치와와를 보고 공포를 느끼는 것이 상황에 부합하지 않음에도 여전히 무서워한다고 하자. 이런 경우 반대 행동하기를 권장한다. 비록 상황에 부합하는 감정이라 할지라도 강렬한 감정을 지속적으로 경험하는 것은 도움이 되지 않는다. 예로, 외과의가 총상을 입은 환자를 봤을 때, 환자를 살리지 못할까 봐 두렵고, 또 상처를 보는 것이 역겹게 느껴졌다면, 두 감정 모두 상황에 부합하는 감정이다. 그러나 외과의가 환자를 치료하는 데는 강렬한 두려움과 역겨움이 도움이 되지 않고 비효율적이다. 이처럼 감정이 상황에 부합되나 도움이 되지 않는다면, 반대 행동하기가 필요하다. *반대 행동하기*란, 한 사람이 경험하는 감정을 바꾸거나 변화시키는 방향으로 행동하는 것을 의미한다. 감정을 숨기기 위한 것이 아니라, 실제로 감정을 바꾸는 것이 목표이다. 그러기 위해서는 반대 행동하기에 온전히 전념해야 한다.

효과적인 반대 행동이 무엇인지를 찾기 위해서는 경험하고 있는 감정에 따르는 행동충동을 찾아낸 다음, 그 충동의 반대에 있는 행동을 선택하는 것이다. 〈표 5.4〉에는 흔한 감정들과 연관된 행동충동, 그리고 반대 행동하는 방법들을 요약했다.

〈표 5.4〉에서 행동충동과 반대 행동들을 각각의 감정에 연결시켰지만, 사람들 각자의 특이적인 행동충동을 살펴보도록 하는 것이 필요하다. 예를 들어, 수치심은 일반적으로 숨으려는 행동충동과 연관된다. 강한 수치심을 느끼는 환자가 치료시간에 헐렁한 옷에 모자를 푹 눌러쓰고 왔다. 환자의 얼굴은 거의 가려져서 보이지 않는

〈표 5.4〉 흔한 감정과 연관된 행동충동, 반대 행동의 목록

감정	행동충동	반대 행동
두려움	회피	다가가기
분노	공격	회피(예의에서 벗어나지 않게), 친절함
슬픔	위축	적극적으로, 사람들 만나기
수치심	숨고, 피하고, 돌이키려 함	공개, 다가가기, 당당함, 과도한 사과하지 않기
죄책감	행동 멈추기, 돌이키려 함	다시 행동하기, 과도한 사과하지 않기, 스스로 수인하기
시기	빼앗고 파괴함	감사하기, 다른 사람을 돕기
질투	통제	통제하지 않기, 가진 것을 나누기
혐오	회피	다가가기, 친절함

다. 이때, 환자에게 모자로 얼굴을 가리는 것이 수치심에 따른 행동충동일지 생각해 보도록 하는 것이 필요하다. 환자로 하여금 구체적인 행동충동을 살펴보도록 하면서, 치료자는 그 환자에게 맞는 반대 행동들을 찾아낼 수 있다. 예를 들어, 모자를 깊게 눌러쓴 환자에게 적합한 반대 행동은 치료시간에 모자를 벗고 있는 것을 연습하는 것이다. 반대 행동으로 인해 일시적으로는 불쾌한 감정이 일어날 수 있지만, 시간을 두고 계속 연습하면 점차 그 감정이 줄어들 것이다.

반대 행동 기술을 사용할 때는 자신의 자세와 표정에 집중해야 한다. 사람들은 보통, 행복할 때 미소를 짓는다. 그런데 드물지만, 사람들이 미소를 지으면, 좀 더 행복하고 평온하게 느끼게 되는 생리적 기제도 있다. 화가 나거나 불안할 때 '살짝 미소 짓기'는 효과적인 반대 행동이다. 이것은 '웃는 척하기' 와는 다르다. 살짝 미소 짓기는 얼굴 근육을 이완한 후, 양 입꼬리를 약간 올려서 부드럽게 살짝 미소 짓는 것으로, 다른 사람들은 눈치채지 못할 정도이다. 비슷한 것으로, 주먹 풀기, 손바닥 펴고 반기기 등도 긍정적인 감정을 느끼게 하는 효과가 있으므로, 반대 행동으로 사용할 수 있다. 반대 행동의 다른 예로는 수치심이나 불안을 느낄 때, 일어서서 상대의 눈을

똑바로 바라보기가 있다.

당신이 회의에서 중요한 건의안을 발표하는 중에, 상사와 동료들이 비판적인 언급을 한다고 상상해 보자. 당신은 화가 날 것이다. 화가 나는 것은 상황에 부합되는 감정이지만, 회의에서 성공적인 발표를 하는 목표에는 부정적인 효과를 낼 뿐이다. 이때, 자세를 바꾸어서 손바닥을 펴 반기는 제스처를 하며 살짝 미소 짓는 반대 행동이 도움이 될 수 있다. 또, 심호흡하고 차가운 물을 마심으로써 신체 반응을 변화시키고, 동료들의 의견을 수용하려고 노력하면서 자신의 생각(해석)을 바꾸고(예: 당신의 건의안이 통과되면 그 동료는 직업을 잃게 되리라는 것을 생각한다), 동료에게 가능한 예의 바르게 행동하는 것이다. 또 다른 반대 행동으로는 동료의 의견을 부드럽게 피하면서, 잠시 화장실에 다녀와도 될지 공손하게 양해를 구하여 잠깐의 시간을 갖는 것이다.

[그림 5.1]은 불필요한 강한 감정을 경험할 때 대처방법으로 제안되는 단계를 요약하였다.

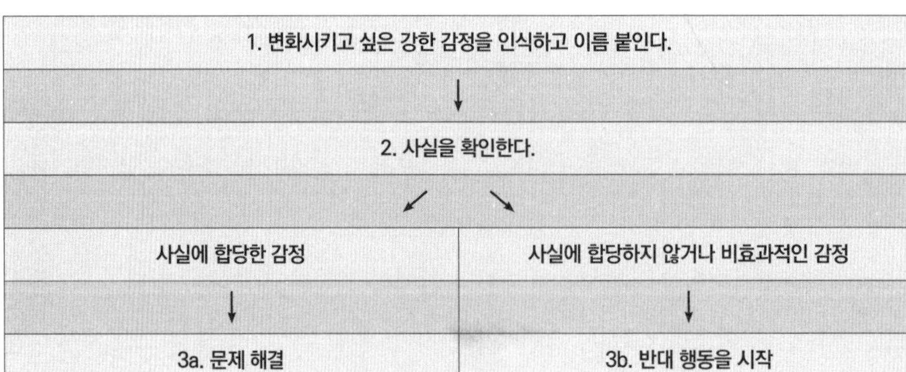

[그림 5.1] 변화시키고 싶은 강렬한 감정을 경험할 때 대처방법으로 제안되는 단계의 요약

ABC PLEASE

ABC PLEASE는 부정적인 감정에 대한 취약성을 줄이고 회복 탄성력을 향상시키기 위한 여러 방법들을 기억하기 좋게 첫 글자만 따서 만든 문장이다. ABC는

Accumulate positive emotions, Build mastery, Cope ahead(긍정적 감정 쌓기, 숙달, 미리 대처하기)를 의미한다.

- Accumulate positive emotions(긍정적 감정 쌓기): 우리가 긍정적인 감정을 꾸준히 경험할 때에는 부정적인 감정에 대처하는 것이 수월하다. 긍정적 감정 쌓기는 은행에 저축하는 것과 같다. 만약 20달러 밖에 없는 사람이 그 돈을 잃는다면, 백만장자가 20달러를 잃는 것에 비해 훨씬 더 스트레스를 받을 것이다. 비슷하게, 하나뿐인 친구가 멀리 떠난다면, 좋은 친구를 여럿 가진 사람이 그런 경우를 겪을 때보다 훨씬 더 슬플 것이다. 당신의 인생에서 이미 긍정적인 경험을 많이 했다면, 부정적인 사건이 일어났을 때 훨씬 쉽게 회복될 수 있으므로, 긍정적 감정 쌓기는 효과적인 기술이다. 이는 또한 의미 있고 가치 있는 삶을 이루기 위해서고 중요한 기술이다. 치료자가 환자와 함께, 기분 좋게 해주는 활동 중에 단시일 내에 할 수 있는 일들을 찾아내는 작업을 하는 것이 효과적이다. 또한, 치료자가 기분 좋아지는 작은 활동들의 목록을 만들어서, 환자들이 그중에서 고를 수 있도록 하는 것도 유용하다. 기분 좋아지는 활동들의 목록은 온라인에서 쉽게 찾을 수 있고, 또 『DBT Skills Training Manual』(Linehan 2015)에서도 찾아볼 수 있다. 치료자와 환자가 기분 좋아지는 활동들을 찾은 다음에, 환자가 매일의 일상에서 그것을 실행할 수 있도록 계획표를 만들어서 실천하게 한다. 어떤 환자들은 기분 좋아지는 활동이나 긍정적인 기분을 느낄 '자격이 없다'라는 생각에서 벗어나지 못한다. 이런 환자들에게는 긍정적 감정 쌓기 기술의 원리에 관해서 설명하고, 기분 좋아지는 활동을 받아들이지 못하게 하는 수치심과 자책감을 살펴보는 것이 필요하다. 이런 수치심이 '상황에 부합'하는지, 또 도움이 되는지 살펴보는 것이 중요하다. 때로는 긍정적 감정 쌓기 기술을 수치심과 죄책감에 대한 반대 행동으로 사용하는 것도 효과적이다.

  장기 목표를 세우고 실천하는 것은 긍정적인 감정을 쌓는 또 다른 중요한 방법이다. 목표 세우기에 대해서는 제3장, 「좋은 정신과적 관리와 변증법적 행동치료의 기초」에서 자세히 설명했다.

- Building mastery(숙달): 힘들지만 그래도 할 수 있는 일에 노력을 기울일 때 성취감을 느끼게 된다. 숙달하기 위한 노력은 그 순간은 힘들지만, 완수하고 나면 성취감을 준다(예: 집 청소, 빨래하기). 외국어 배우기와 같은 숙달 활동은 노력하는 중에도 만족감을 느낄 수 있다. 치료자는 환자가 매일의 일상에서 성취감을 느낄 수 있는 무언가를 하도록 권할 필요가 있다. 미리 환자에게, 처음부터 너무 힘들거나 너무 쉬운 일을 고르면 대개는 나중에 계획을 재조정해야 한다고 설명하는 것이 좋다. 또 환자가 기분 좋아지는 활동이나 숙달 활동을 너무 여러 개 계획해서 지치지 않도록 균형을 잡는 것도 중요하다.
- Coping ahead(미리 대처하기): 환자가 감정적으로 힘들어질 수 있는 상황을 미리 찾아내서, 그런 상황이 왔을 때 성공적으로 대처할 수 있도록 계획을 세운다. 힘든 상황이 생길 것으로 예측되거나 그런 상황이 자주 반복되는 경우에 '미리 대처하기' 기술이 유용하다. 스스로에게 "생길 수 있는 최악의 시나리오가 뭐지?"라고 물어보고, 그것에 대한 대처 계획을 세운다. 때로는 계획을 써보거나, 운동선수가 중요한 시합을 앞두고 하듯이 그 계획을 성공적으로 실행에 옮기는 것을 머릿속에 그려보는 것도 유용한 기법이다.

PLEASE는 PhysicaL illness, Eating, mood Altering substances, Sleep, Excersice(신체 질환, 식이, 감정에 영향을 주는 물질들, 수면, 운동)의 첫 글자를 딴 것으로, 감정조절 장애에 대한 취약성을 감소시키기 위해 신체를 관리하는 여러 방법을 의미한다. 사람이 잠을 못 자거나, 잘 못 먹을 때, 감정조절 장애가 일어날 위험성이 높아진다. 신체 질환, 운동의 부족, 기분에 영향을 주는 물질을 복용했을 때도 마찬가지이다. 수면 부족, 배고픔 등은 연쇄 분석을 할 때 흔히 발견되는 요소이다. PLEASE 행위를 잘 살피고 가능한 최적의 컨디션을 유지하는 것은 감정조절 장애의 취약성을 낮추는 필수적인 기법이다.

대인관계 효능 기술

DBT에서 다루는 대인관계 효능 기술은 원래 직장 내의 대인관계 효능 기술에 관한 문헌에서 빌려온 것이다. 대부분의 DBT 기술처럼, 이 기술도 일반인들에게 도움이 되지만, 특히 BPD 환자에게 도움이 된다. 그중에서도 다른 사람에게 직접적으로 그리고 관계적 측면에서 효과적으로 부탁하거나 부탁을 거절하기 힘든 환자에게 매우 유용하다. 환자들이 다른 사람에게 직접적으로 부탁하거나 다른 사람의 부탁을 거절하지 못하는 경우가 많은데, 이럴 때 환자는 불안이나 분노가 쌓이고, 급기야는 철퇴withdrawal하거나 분노가 폭발하여 사람들과 단절되는 일이 종종 일어난다. DBT에서 대인관계 효능 기술의 핵심을 DEAR MAN GIVE FAST로 정리했다. DBT 기술 그룹에서는 이 내용들을 각각 3주씩 다루는데, 대인관계 측면에서 효율을 향상시키기 위해 함께 작업한다.

DEAR MAN

DEAR는 Describe, Express, Assert, Reinforce를 의미하는데, 자신의 감정을 다른 사람에게 효과적이고 명확하게 표현하도록 하는 것으로서, 특히 다른 사람에게 요청하거나 다른 사람의 부탁을 거절할 때, 자신이 원하는 것을 얻을 가능성을 높여준다. 이 기술은 다른 사람과 관계를 맺고 그것을 유지하는 데 도움이 된다. DEAR 기술을 사용할 때, 자신의 요구를 분명하게 주장하기 위해서는 먼저 대화의 목적이 무엇인지 알아야 한다.

- Describe(묘사): 상황을 무심판적으로 다시 돌아본다("네가 새벽 3시에 집에 들어왔을 때…").
- Express(표현): 당신의 기분을 표현한("난 염려했어…").
- Assert(주장): 당신이 원하는 것을 분명하고 직접적으로 요구한다("다음에 네가 또 늦을 것 같으면, 문자 메시지를 보내줬으면 좋겠어.").

- Reinforce(강화): 그 요청이 왜 다른 사람에게 필요한지 확실히 설명한다("… 그래야 다음에 네가 친구와 나갈 때 내가 좀 더 편안하게 허락할 수 있을 거야.").

DEAR 기술은 한 가지 사건에 집중하여 간략하게 표현해야, 혼돈이 일어나거나 다른 사안들로 주의가 흐트러지는 것을 막을 수 있다.

DEAR 기술이 대인관계에서의 요청할 때를 다룬다면, MAN, GIVE, FAST 기술은 대화할 때의 목적에 부합하도록 자세와 억양을 조절하는 방법을 설명한다.

MAN은 Mindful, Appear confident, Negotiate(마음을 다해, 자신 있게, 타협하라)를 의미하며, 어떻게 대화할 것인지를 설명한다.

- Mindful(마음을 다해): 당신의 목표에 마음을 모으고, 다른 문제들(공격, 과거의 일, 다른 사람들에 의한 마음의 분산)에 마음을 빼앗기지 말라. 차분하게 당신의 요구(주장)를 반복하는 것이 한 방법이다.
- Appear confident(자신 있게): 자신이 없을 때도 몸을 똑바로 세우고 상대의 눈을 바로 바라보고, 강한 목소리로 말함으로써 자신감 있어 보이기 위해 노력하라. 이것이 요구를 더 효과적으로 하는 방법이다.
- Negotiate(타협하라): 당신의 요구가 받아들여지지 않는다면, 차선책에 대해 기꺼이 논의하라. 예를 들어, 상사가 당신이 금요일에 휴가를 쓰겠다는 것을 허락하지 않는다면, 금요일에 재택근무를 할 수 있도록 요청하라.

어떤 요구를 할 때 DEAR MAN 기술을 사용하면, 놀라울 만큼 효과적일 것이다. 이 기술은 친구, 동료, 연인, 상사와의 타협을 포함하여 여러 상황에 적용할 수 있다.

DEAR MAN 기술을 사용할 때, '주장'의 목적을 명확하게 해야 한다. 예로, "다음 주에 누가 쓰레기를 버리러 갈지 좀 의논할까?"에선 분명한 목적이 드러난다. 때로는 목적이 있기는 하지만, 그 목적을 이루는 것이 우선이 아니라 관계를 유지하거나 자신의 자존감을 지키는 것이 우선일 수도 있다. 관계를 지키는 것이 아주 중요할 때는 DEAR MAN GIVE 기술이 효과가 있고, 자신의 자존감이 아주 중요할 때는 DEAR MAN FAST가 도움이 된다.

GIVE

GIVE는 Gentle, Interested, Validate, Easy manner(예의 바르게, 관심을 보이고, 수인적으로, 편안한 태도로)이다. 무엇인가를 요청하고 싶은데, 그 사람과의 관계를 해치지 않고 싶다면 GIVE의 요소를 지키면서 요청하는 것이 도움이 될 것이다.

- Gentle(예의 바르게): 상대를 존중하고 공손한 태도로, 화를 내거나, 위협하거나, 판단하지 않고.
- Interested(관심을 보이고): 상대의 관점에 관심을 가지고 경청하라.
- Validate(수인적으로): 상대의 반응에서 타당하고 합리적인 면을 인정하라(수인적 반응에 대한 자세한 설명은 이 장의 앞부분에 있는 「수용과 변화에 대한 변증법적 초점」을 보라)(환자가 다양한 수인적 반응에 대해 배워 둔다면, 대인관계에서 보다 효과적으로 수인 반응을 응용할 수 있을 것이다).
- Easy manner(편안한 태도로): 미소와 유머를 통해 대화를 편안하게 만들어라.

GIVE는 관계를 유지하는 것이 중요할 때 사용하면 효과적이나, 다른 사람과 대화할 때 늘 연습을 하는 것도 중요하다.

FAST

FAST는 be Fair, no Apologies, Sticking to values, Truthful(공정하고, 사과하지 않기, 가치를 지키고, 진실하게)의 약자다. DEAR MAN FAST는 자존감을 지키는 것이 중요할 때 사용한다.

- Fair(공정하고): 상대와 자신 모두에게 공정하게 하라. 그 누구의 편익을 위한 것이

아니라는 것을 확실히 하라.

- No Apologies(사과하지 않기): 과도한 사과를 피하라. 정당하지 않은 사과는 당신의 자존감에 손상을 입히고, 다른 사람을 화나게 만든다.
- Sticking to values(가치를 지키고): 당신의 가치를 마음에 새기고 그에 부합하도록 행동하라.
- Truthful(진실하게): 당신이 실제 생각하고 믿는 것에 솔직하고 진실하도록 하라.

추가 기술들: 전적인 수용과 현재 감정에 충실하기

이제 우리는 지금까지 설명한 Top 10 기술에 추가하여, 두 가지 중요한 스트레스 극복 기술을 설명할 것이다. 전적인 수용과 현재 감정에 충실하기는 매우 유용하면서도 숙달하기가 어려운 기술이다. 이 두 기술에 대해 환자들이 처음에는 별로 도움이 안 될 것으로 생각하는데, 연습을 거듭하여 익히고 나면, 매우 가치 있는 기술이라는 것을 깨닫게 된다.

전적인 수용

전적인 수용은 현실을 있는 그대로 온전히 수용하는 것을 말한다. 간단하게 들리지만, 고통스러운 현실을 받아들인다는 것은 엄청나게 힘든 일이다. 현실을 받아들이는 것은 문제 해결을 위한 첫 단계이다. 만약 어떤 사람에게 학습 장애가 있는데, 이것을 받아들이지 못한다면, 개별화된 학습 계획을 세우거나 학습 목표를 달성하기 위해 도움이 될 지원 프로그램에 참여하는 것이 어려울 것이다.

때로는, 현실에서 문제 해결을 위한 여지가 거의 없는 경우도 존재한다(예: 어릴 때 학대를 받았던 경우). 문제 해결이 최종 목표가 아니라 해도, 전적인 수용은 그 자체로 고통을 줄여준다. 전적인 수용 후에는 짧은 기간 동안 깊은 슬픔이나 회한이 밀려오는데, 시간이 좀 더 지나면 점차 벗어나게 된다. 만약 전적인 수용을 하지 못하는 경우, 대부분의 사람들이 겪는 이차적인 감정은 분노와 수치심인데, 그들이 사건을 떠올릴 때마다 이 감정들에 압도된다. 그래서 고통을 수용하지 못할 때, 결과적으로 고통이 더 장기화된다. 고통을 수용하지 않는 것은 말하자면 상처에 소독약을 뿌리면 아프기 때문에 소독약을 사용하지 않으려고 하는 것과 같다. 그렇게 하면 상처는 아물지 않고 덧나서 나중에 더 큰 고통을 불러올 수밖에 없다.

전적인 수용은 대체로 한 번의 결심으로 끝나는 것이 아니라 지속되는 과정이다. 한 번 전적으로 수용할 마음이 생겼다가도, 다시 되돌리려는 생각이 자꾸 일어나곤 한다. 이런 과정은 전적인 수용의 과정 중에 정상적으로 일어나는 부분이다. 전적인 수용과 일어난 일을 용납하는 것과는 다르다는 것을 강조하는 것이 중요하다. 수용은 현재의 현실을 인정하는 것이다. 마지막으로, 사람이 아직 일어나지 않은 미래를 전적으로 수용하는 것은 불가능하다는 것도 알아야 한다. 하지만 미래에 어떻게 될 것이라는 가능성을 수용하는 것은 가능하다. 예를 들어 우주 비행사 훈련을 받아본 적이 없는 80세인 사람이 앞으로 달에 갈 수 있는 가능성이 희박하다는 것을 받아들이는 것이다.

현재 감정에 충실하기

두 번째 추가 기술인, 현재 감정에 충실하기는 목표를 생각하며, 무심판적으로, 감정에 집중하는 것이다. 전적인 수용과 마찬가지로 이 기술도 실천하기가 매우 힘들 수 있지만, 장기적으로 고통을 완화하고 감정조절 능력을 키우는데 굉장한 효과가 있다. 사람의 일차적 감정이 자연스럽게 일어나고 흘러가게 하면, 일반적으로 감정에 불이 붙었다가 최고점을 찍고 나서는 점차 사라진다. 파도가 왔다가 사라지는 것과 비슷하다. 환자들은 종종 자신의 감정이 몇 시간 혹은 심지어 며칠간 지속되는 것을 경험하는데, 그 이유는 감정이 반복적으로 재활성하기 때문이다. “감정은 스스로를 좋아한다”라는 구절은 이 과정을 간단하게 표현한 것이다. 사람이 강렬한 감정을 느끼면, 자동적으로 그 감정에 연관된 생각을 하게 된다. 예를 들면, 슬플 때는 슬픈 일에 관한 생각을 하게 되고, 화가 날 때는 모든 생각들이 판단하는 생각으로 치우친다. 이러한 생각들이 감정을 재점화하여, 그것이 자연스럽게 사라지지 못하게 한다.

슬픔, 불안, 수치심과 같이 고통스러운 감정은 때로는 견디기가 어렵다. 그래서 감정의 파도를 너무 급하게 멈추고, 여러 회피 전략(자해, 물질남용, 병적인 식이 행동, 회피)을 이용해서 감정을 피하게 된다. 감정이 자연적으로 최고점을 찍고 사라지기 전에 멈추면, 정상적인 학습 과정이 저해되고, 장기적으로는 감정의 강도가 줄어들거나 사그라지지 않는다. 감정을 멈추고 피한다면, 결과적으로 감정은 견디기 힘든 것이라는 믿음이 생기게 된다. 현재 감정에 충실하기 기술은 감정의 파도를 바라보면서 피하지 않는 것이다. 감정의 파도가 왔다가 사라지는 것을 눈앞에 그려보는 것도 도움이 된다. 현재 감정에 충실하기 기술이 단기적으로는 고통스러운 감정을 인식하도록 하기 때문에 불편할 수 있다. 하지만 시간이 지나면서 고통스러운 감정은 줄어든다. 현재의 고통스러운 감정에 집중하다 보면, 그것을 일으킨 촉발 사건이 떠올라서 다시금 고통스러운 감정이 밀려오기도 한다. 이때 그 감정 자체에 지중하고 그것을 느끼면서 감정이 파도처럼 밀려왔다가 사라지도록 하는 것이 중요하다. 이 기술을 연습할 때는 낮은 강도의 감정부터 연습을 시작하고 점차 더 힘든 상황에서의 고통스러운 감정을 견디도록 단계를 높인다.

요점 정리

좋은 정신과적 관리의 측면에서, 다양한 DBT 전략이 BPD 환자와 작업할 때 도움이 될 수 있다. 아래는 그 전략들이다.

- 변증법적으로 균형을 맞춘 수용과 변화의 전략
- 전념 전략
- 치료-방해 행동을 무심판적으로 다루기
- 세션 중에 일기장을 살펴보고 의제 정하기
- 환자가 바꾸려 하는 행동을 촉발하고 강화하는 구체적인 요인을 이해하기 위해서, 연쇄 분석을 이용하여 협력적으로 작업하기

- STOP 기술, TIPP 기술, 기분전환, 마음챙김의 '무엇을'과 '어떻게' 기술, 현명한 마음, 감정 인식하기, ABC PLEASE, DEAR MAN GIVE FAST, 전적인 수용, 현재 감정에 충실하기와 같은 대처 기술들을 환자에게 가르치기

참고문헌

Linehan MM: Cognitive-Behavioral Treatment of Borderline Personality Disorder. New York, Guilford, 1993

Linehan MM: DBT Skills Training Manual, 2nd Edition. New York, Guilford, 2015

Miller WR, Rollnick S: Applications of Motivational Interviewing. Motivational Interviewing: Helping People Change, 3rd Edition. New York, Guilford, 2013

Prochaska JO, Velicer WF: The transtheoretical model of health behavior change. Am J Health Promot 2(1):38–48, 1997

Good Psychiatric Management Tool Kit

제6장

좋은 정신과적 관리의 툴 키트

Anne K.I. Sonley, J.D., M.D., FRCPC
Paul S. Links, M.D., M.Sc., FRCPC

이 장에서, 우리는 좋은 정신과적 관리(GPM)의 구체적인 원칙과 접근법을 살펴볼 것이다. 여기에는 환자의 호전을 예측하는 시간표, 동반질환의 치료, 약물 치료 관리, 가족이나 지인의 참여, 대인관계 역동과 기능에 초점 맞추기 등이 포함된다.

호전 예측 시간표

GPM은 치료자와 경계선 성격장애(BPD) 환자의 작업이 잘 진행될 경우, 대략 예상되는 호전 시간표를 제시한다. 이 시간표는 치료의 효과를 평가하는 기준으로 이용할 수 있다. 만약 치료의 효과가 의심된다면, 환자와 치료자가 함께 논의하여 대처하기 위해 협력해야 한다(제5장, 「변증법적 행동치료의 툴 키트」를 보라). 치료 효과에 대한 일반적인 예측은 BPD의 대규모 종적 연구(McGlashan et al. 2005; Zanarini et al. 2007)를 통해 도출되었다. 이를 〈표 6.1〉에 요약했다.

〈표 6.1〉 치료 효과에 대한 일반적인 예측

시간표	효과	변화의 매개체	위험신호
1~3주	주관적인 고통, 불쾌감, 불안의 감소.	지지, 상황의 변화, 자각의 증가.	저조한 출석. 주관적 고통이 감소하지 않음.
2~6개월	자해, 물질남용, 무분별한 성행위, 병적 식이, 그 외 문제행동의 감소.	대인관계에서 문제행동을 자극하는 촉발인자를 인식. 문제 해결 능력의 증가.	지속적으로 치료를 폄하함. 자기 파괴적 행동이 악화됨. 일상생활(수면, 식사) 패턴이 무너짐. 치료자의 공감과 이해가 부족함.
6~12개월	대인관계에서 호전. 자신과 타인에 대한 평가절하가 줄어 듦. 적극성(assertiveness)의 증가. 치료자와 긍정적이고 의존적인 관계를 형성함.	자신과 타인의 마음을 이해하는 능력이 증가. 대인관계가 보다 안정됨.	자기 파괴적인 행동이 지속됨. 파트타임 직장(학업, 자원봉사, 직업도 포함)을 얻지 못함. 부정적인 대인관계 사건(예: 거절이나 이별)의 중요성을 환자 스스로 인식하지 못함.

12~24개월	사회기능에서의 호전. 학업이나 직업, 혹은 가정 내에서 책임을 맡음.	전반적으로 두려움이 감소함 (실패나 버림받음에 대한 두려움). 자신감의 증가.

동반질환의 치료

GPM은 BPD에 동반되는 질환의 치료에 대해 조언한다. 동반질환을 일차적으로 치료할 것인지 이차적으로 치료할 것인지에 대해서도 구체적으로 제시한다. 만약 동반질환이 일차적이라면, 치료자는 BPD를 치료하기 전에 동반질환에 대한 치료를 먼저 시행해야 한다. BPD가 지속될 경우, 관해가 어렵거나 재발 가능성이 큰 우울장애와 같은 동반질환들은 이차적 질환으로 간주된다. PTSD와 같은 동반질환도 이차적 질환으로 보는데, 이 질환에서 노출기반 치료가 필요할 경우, 반드시 BPD가 안정되었을 때 시행할 수 있기 때문이다. 제1형 양극성 장애, 심한 약물남용, 심한 저체중의 신경성 식욕부진이 동반될 경우, BPD 치료에서 필요한 환자의 학습능력을 방해하므로 이 질환들을 일차적으로 보고 우선적으로 치료해야 한다. 동반질환의 치료에 대해 〈표 6.2〉에 요약했다.

심한 물질사용장애 자체가 치료를 방해할 수 있으므로, GPM이 효과를 내기 위해서는 3~6개월간 남용한 물질을 끊는 것이 필요하다. 그 환자의 물질남용이 치료를 방해하지 않는다면 GPM을 진행할 수 있다(예: 환자가 대마를 매일 피우지만, 학교에 결석하지 않는다면). 그러나 환자의 물질남용이 자살, 자해와 분명하게 연관되어있거나, 치료를 방해하거나, 삶의 질에 심각한 영향을 준다면, 물질남용을 치료하는 것은 BPD 치료의 한 부분이 되어야 한다. GPM은 어떤 환자들에게는 BPD의 치료를 우선하지만, 동반질환의 치료를 하지 않는 것은 아니다.

〈표 6.2〉 동반질환의 치료에 대한 가이드라인

권고	동반질환	이유
우선 BPD를 치료한다.	우울장애 양극성 장애의 우울증 제2형 양극성 장애 불안장애 사회공포증 신경성 대식증 자기애성 성격장애	BPD가 치료되면 동반질환도 보다 쉽게 관해되거나 호전된다.
동반질환의 치료 전에 BPD를 안정화시킨다.	외상 후 스트레스 장애 강박장애 공황장애	먼저 BPD가 안정화되면 환자가 스트레스에 노출되었을 때 견디는 능력이 향상된다.
우선 동반질환을 치료한다.	제1형 양극성 장애의 조증 심한 물질사용장애 심한 저체중의 신경성 식욕부진	이러한 동반질환들로 인해 환자가 적극적으로 치료에 참여할 수 없다.

주석. BPD=경계선 성격장애(borderline personality disorder).

약물 치료적 접근

약물 처방

BPD 환자에게 약물을 처방하려고 하는 치료자들을 위해, GPM은 구체적인 지침을 제공한다. BPD의 치료에서 정신치료가 가장 중요한데도, BPD 환자들이 복합적인 약물 처방을 받는 경우가 많다. 여러 원인이 있는데, BPD를 양극성 장애와 같은 다른 진단으로 오진하거나, BPD가 다른 정신과 질환을 동반하는 경우가 많고, 또 환자들이 스트레스를 해결하기 위해 약물을 사용하는 경향이 있기 때문이다. 약물은 장기적인 효과가 미약하기 때문에 스트레스를 해결하기 위해 약물을 사용하게 되면, 시간이 지남에 따라 점점 더 많은 약들을 추가하게 된다. BPD 치료에 약물을 사용하는 것에 대해서는 상당한 이견이 있다. 영국 국립보건임상연구원The United Kingdom's National Institute for Health and Care Excellence(2015)은 BPD의 치료에 약물을 사용하지 않는다는 입장을 내놓았다. 호주의 보건의료연구 위원회National Health and Medical Research Council(2012)와 Cochrane review(Stoffers 등 2010)는 BPD의 동반질환은 약물 치료의 적응증이 될 수 있지만, BPD의 전반적인 심각도를 호전시키는 데 약물 치료의 효과가 없다는 것을 강조한다. 미국정신의학회(2001)는 BPD 환자에게 증상에 따른 약물 치료를 할 것을 권고한다.

약물 처방에 관한 GPM 접근법은 약물의 효과에 대한 환자와 처방의의 기대를 낮추는 것에서 시작한다. GPM은 우선 치료 동맹 형성에 초점을 맞추고, BPD 치료에 있어서 약물에 대한 지식에 기반하여 약을 처방할 것을 강조한다. BPD 환자와의 치료 동맹을 쌓는 것은 아무리 강조해도 모자라다. 장기적으로는 약물 처방 자체보다, 의사와의 관계와 약물의 역할에 대한 교육이 더 중요할 수 있다. 심리교육과 협업의 필요성을 강조하고, 약물에 대한 이분법적 태도를 조심하는 것이 치료 동맹의 주춧돌 역할을 한다.

치료 동맹 형성의 중심에는 BPD에 대한 심리교육이 있다(제3장, 「좋은 정신과적 관리와 변증법적 행동치료의 기초」를 보라). 치료자가 시간을 들여 환자가 BPD에 관해 이해할 수 있도록 설명할 때, 환자는 안심하고 이해받는다는 것에 감사함을 느낀다. 환자들이 이해받는다고 느끼게 되면, 이후의 심리교육, 즉 약물이 부수적이며 검증된 효과가 제한적이라는 것을 보다 쉽게 더 적극적으로 받아들이게 된다.

그다음으로는 치료자가 약물을 모니터링할 때 환자의 협업이 필요하다는 것에 관해서 이야기하는 것이 중요하다. BPD 증상과 동반질환에 대한 약물의 효과는 후하게 평가해도 다소 효과가 있는 정도이다. 심한 스트레스를 일으키는 대인관계 사건을 겪을 때는 약물이 도움이 된다고 보기가 어렵다. 효과가 없는, 심지어는 해로운 약을 지속해서 복용하는 경우도 종종 있다. 약물 치료를 시작할 때 목표를 확실히 하는 것이 중요하다. 환자가 약을 복용할 때 어떤 증상이 좋아지기를 원하는지 구체적으로 물어보아야 한다. 약의 효과와 부작용에 대해 모니터하는 것 역시 중요하다. 예를 들어 치료자는 다음과 같이 질문할 수 있다.

이 약이 장기적으로 당신에게 도움이 되는지에 대해서 확인하는 것이 필요합니다. 그러므로 매일 캘린더에 당신의 분노 정도를 기록해서, 저와 함께 치료목표에 다가가고 있는지 확인할 수 있을까요?

모니터링에서 중요한 것은 환자의 기능이 향상되는 것이다. 치료자는 "이 약이 분노를 조절하는 데 효과가 있다는 것은 직장에서 당신이 어떤 피드백을 받는지를 보면 가늠할 수 있을 것입니다"라고 이야기할 수 있다. 환자가 처방받은 약물의 정보를 읽고 걱정되는 것이 있다면 표현하도록 해야 한다. GPM은 치료자가 약이 효과가 있을 거라든지, 아니면 효과가 없을 것이라는 식의 이분법적인 태도를 가지지 않도록 조언한다. 대신 치료자는 진지하되 개방적인 태도로, "이 약이 효과가 있으리라고 확신할 수는 없습니다. 효과가 있을 수 있는데, 그에 대해 모니터하는 것이 중요합니다"라는 방식으로 접근하는 것이 좋다.

보건의료연구 위원회(2012)와 국립보건임상연구원(2009)의 지침을 보면, 현재로서는 약물이 BPD의 전반적인 심각도를 호전시킨다는 것이 증명된 바가 없다는 것과 약물의 부작용을 강조하고 있다. 덧붙여 GPM은 다중 약제 처방에 대해서는 분명히 반대하는 입장이다. 치료자는 약을 처방하기에 앞서, 약이 환자에게 효과가 없을 경우 어떻게 할지에 대한 방침을 세워놓아야 한다. 환자가 심한 스트레스 상황에 있는 것이 아니라면(이 경우, 교차 테이퍼링cross-taper을 할 수 있다), 약물을 줄여서 중단한 후에 새로운 약을 시작해야 한다.

BPD 환자에게 불필요한 약을 체계적으로 테이퍼링 하는 것이 약물 처방 의사의 주된 역할일 때가 흔히 있다. 약을 중단하는 과정이 새로운 약을 시작하는 것보다 더 중요할 수 있다. 환자가 부작용을 겪고 있거나 약의 효과가 의심스러울 때, 어떤 약을 중단하는 것이 좋을지에 대해서 환자와 이야기하는 것부터 시작한다. 약물을 중단할 때 생길 수 있는 금단증상과 그것을 관리하기 위해 다른 약물이 일시적으로 필요할 수도 있다는 것에 관해 설명해야 한다. 예를 들어, 선택적 세로토닌 재흡수 길항제(SSRI)를 중단할 경우, 금단증상을 줄이기 위해 Fluoxetine을 단기간 처방할 수도 있다. 벤조다이아제핀을 장기 투약한 경우 심한 금단증상을 겪을 수 있기 때문에, 치료자는 시간을 들여 환자를 지지하고 집중적으로 모니터링해야 한다.

심한 스트레스를 겪는 환자에게 약을 처방할 때, 치료자는 약이 어느 정도 도움이 될 수 있지만, 스트레스에 대처하는 가장 효율적인 방법은 스스로 진정하는 법을 익히는 것임을 이야기하도록 한다. 약물은 어느 정도 도움이 될 수는 있지만, 그것이 위기 상황에서 스스로 진정시키는 것을 배우는 것을 대체할 수 없다. 예를 들면 치료자가 다음과 같이 이야기할 수 있다.

> 당신의 이야기를 들으니, 당신이 얼마나 힘든 시간을 보내고 있는지 알겠습니다. 이 약이 어느 정도 도움이 될 거로 생각합니다. 하지만 스스로 진정시키는 기술을 배우는 것이, 당신이 힘든 대인관계에서 견딜 수 있도록 돕는데 약보다 더 효과가 있다는 것을 명심하시기 바랍니다.

환자가 걱정하는 것에 대해서 치료자가 관심을 가지고 또 안심시키는 것이 필요하다. 예를 들어, "그런 고통스러운 상황이 매우 힘드실 것 같아요"와 같은 말을 통해서 환자의 주관적인 호소를 인정하고 관심을 표현하는 것이다. 덧붙여, 치료자는 약물에 관한 질문에 대답해줌으로써 환자에게 실제적인 도움을 줄 수 있다. 많은 환자들이 의료시스템에 대해 부정적인 경험을 해왔기 때문에, 치료자나 약에 대해 부정적인 태도를 보이는 경우가 드물지 않다. 어떤 환자는, "선생님은 저를 진단명으로 보는 것 같아요. 내가 하는 말은 무시하는군요"라고 하거나, "내가 원하는 건 약이 아니라, 나를 바꾸고, 너무 감정적으로 되는 것을 멈추는 게 필요하단 말이에요"라고 말하기도 한다. 환자가 이렇게 이야기할 때, 치료자는 환자가 과거에 어떤 경험을 했었는지에 대해서 관심을 표현하는 것이 도움이 된다. 환자의 말을 자르거나 답답해하지 않고 관심을 가지고 반응한다면, 환자에게 다른 사람들의 부정적인 태도에 어떻게 반응할 수 있는지에 대한 실제 표본이 될 수 있다.

환자와의 치료 동맹이 가장 중요한 요소이기 때문에, GPM은 비록 드물기는 하지만, 약의 이점이 거의 없을 경우라도 환자와의 치료 동맹을 유지하기 위해서 약물 처방을 할 수 있다는 입장이다. 예를 들면, 환자가 우울증을 호소하면서 항우울제 처방을 요구하는데, 평가를 해보면 우울한 것이 아니라 BPD의 증상이었음이 밝혀지는 경우가 흔하다. GPM은 그런 경우 환자에게 SSRI를 처방할 수도 있다고 권고한다. SSRI는 충동성을 다소 완화시킬 수 있고, 기분 불안정성과 분노에 대한 효과는 불확실하지만(Mercer 등 2009) 부작용이 거의 없기 때문에 안전하다. SSRI를 처방하면서 그 효과가 불확실하다는 것을 강조하고 환자가 약물의 효과를 모니터하도록 하면, 약물의 효과에 대한 환자의 관심을 이끌어내고, 정신치료에서 환자의 참여가 필요하다는 것을 강조할 수 있는 기회가 된다. 즉, 치료자는 "이 약이 약간의 효과는 있겠지만, 저는 정신치료의 효과가 더 확실하다고 생각합니다. 그러므로 당신이 정신치료를 계속하는 것이 중요합니다"라고 말할 수 있다.

심한 우울 상태이지만 약물 치료를 원하지 않는 환자에게는 신중하고 균형 잡힌 임상 접근이 필요하다. 만약 치료자가 약이 도움이 된다고 생각된다면, 부드럽게 권하는 것이 좋다.

> 약이 과거에 별로 도움이 안 되었기 때문에, 또 다른 약을 복용하는 것에 대해 꺼리는 것이 이해가 됩니다. 그런데 이 약은 효과가 있을 것이라고 생각합니다. 당신이 이 약을 한번 복용해 보려고 한다면, 저와 함께 약의 효과와 부작용을 모니터링하는 것이 필요합니다.

약물의 선택

만약 약을 추가하는 것이 필요하다고 생각한다면, 증상에 따라 약을 선택하는 것이 가장 좋다(〈표 6.3〉 참조). 약물에 관한 메타분석(Binks 등 2006; Duggan 등 2008; Herpertz 등 2007; Ingenhoven 등 2010; Lieb 등 2010; Mercer 등 2009; Nosè 등 2006; Vita ed 2011)을 보면, 약물이 분노와 공격성에는 효과가 있으나 우울 증상과 자해에 대한 효과는 미미하다. 동반질환을 치료하는 경우에는 각 질환에 대한 일

〈표 6.3〉 증상에 따른 약물 선택

증상	SSRIs[a–f]	기분조절제[a–f]	저용량의 항정신병 약물[a–f]	오메가-3 지방산 +DHA[g–h]
정서 불안정	+	+		+
분노	+	++	+	+
충동성	+	++	+	
인지 및 지각 장애			+	

주석. DHA=docosahexaenoic acid; SSRI=selective serotonin reuptake inhibitor; +=도움이 될 수도 있다; ++=어느 정도 도움이 된다.
삼환계 항우울제, 벤조다이아제핀은 권장하지 않는다.
분노와 충동성에 Methylphenidate;[i,j] PTSD를 동반한 BPD 환자의 과각성에 clonidine;[a,f] 자살사고에 buprenorphine;[k] 분노와 정서 불안정에 경두개 자기자극술[l–n]을 시도해볼 수 있지만, 추가 연구가 필요하다.
[a]Hancock-Johnson 등 2017; [b]Ingenhoven 등 2010; [c]Lieb 등 2010; [d]Mercer 등 2009; [e]Nos 등 2006; [f]Stoffers와 Lieb 2015; [g]Hallahan 등 2007; [h]Zanarini와 Frankenburg 2003; [i]Golubchik 등 2008; [j]Prada 등 2015; [k]Yovell 등 2016; [l]Arbabi 등 2013; [m]Cailhol 등 2014; [n]Feffer 등 2017.

반적 권고를 따른다. 즉 주요 우울장애에는 항우울제를 처방한다. BPD의 동반질환은 단독 발병일 때와 비교하여 치료에 대한 반응이 좋지 않다(Beatson과 Rao 2013; Gunderson과 Links 2008; Newton-Howes 등 2006).

일반적인 원칙으로 환자가 약물복용을 불편해하거나, 규칙적으로 약을 복용할 자신이 없다고 할 때, 가장 안전한 선택지는 SSRI 항우울제나 비정형 항정신병약을 단기간 사용하는 것이다. 이때 기분조절제는 피해야 한다. 증상이 심하거나 기능장애가 상당할 때는 기분조절제나 비정형 항정신병약이 효과가 있을 수 있다. 자연식품 중에서는 오메가3 지방산[eicosapentaenoic acid(E-EPA), docosahexaenoic acid(DHA)]이 BPD 환자를 대상으로 연구되었는데, 대게 E-EPA와 DHA 복합제를 하루 1~2g 정도로 복용하는 것이 기분 증상에 어느 정도 효과가 있었다(Hancock-Johnson 등 2017; Stoffers와 Lieb 2015). 어떤 환자들은 약물 치료 없이 정신사회적 치료에만 집중하기를 원하기도 한다. GPM은 약이 BPD 치료에 보조적인 역할을 한다고 생각한다. 그러므로 이런 경우, 환자의 결정을 지지하고 환자가 복용하고 있는 약을 서서히 줄여서 중단하는 것에 초점을 맞추는 것이 좋다.

표준 변증법적 행동치료에서는 주치료자가 의사일 때도, 주치료자는 약을 처방하지 않는다는 것에 을 주목할 필요가 있다. 그 이유는 환자가 약을 남용하는 것에 대해 치료자에게 솔직하게 말하지 않기 때문이다. 주치료자가 약을 처방할 경우, 약을 더 처방받기 위해서 약을 남용하는 것에 대해 거짓말 할 가능성이 크다.

정신약물 치료에 관한 요약

다음 핵심 요점은 BPD 환자에게 약을 처방하는 치료자에게 도움이 될 것이다.

1. BPD에 관한 정보, 약의 효용성이나 제한적인 효과에 대한 심리교육을 시행한다. 환자가 약물 치료 없이 치료하고자 한다면, 그 결정을 존중하고 BPD의 치료로 정신치료가 가장 중요하다는 것을 알려준다.
2. 약물 치료의 구체적 목표를 정하고, 치료자와 환자가 함께 모니터링하는 것의 중요성을 강조한다.
   - "약물 치료로 호전되었으면 하는 증상이 무엇입니까?"
   - "이 약이 장기적으로 효과가 있는지 확인하는 것이 매우 중요할 것입니다. 그러므로 매일 달력에 당신의 분노 정도를 기록하고 저와 함께 살펴보는 것이 가능하겠습니까?"
   - "이 약이 효과가 있다면, 학교나 직장에서 어떤 변화가 있을 것 같나요?"
3. 약에 대한 이분법적인 자세를 피하라: "약이 효과가 있을지 분명하지 않습니다. 도움이 될 수도 있습니다. 우리가 함께 모니터링하는 것이 중요합니다."
4. 다중 약제 처방을 피하라. 한 가지 약의 반응을 보고 효과가 없다면, 그 약을 서서히 줄여서 중단하고 나서 다른 약을 처방한다.
5. 심한 고통에 있는 환자에게 약을 처방할 때, 어떤 효과를 기대하는지에 대해 명확해야 한다: "당신이 지금 매우 힘든 시기라는 것을 압니다. 제 생각에는 이 약이 어느 정도는 도움이 될 수 있습니다. 하지만 더 중요한 것은 당신이 스스로 진정시키

는 기술을 익히는 것입니다. 그것이 힘든 대인관계 사건을 견디는 데 약보다 훨씬 더 효과적입니다."

6. 환자가 약에 대해 염려하면, 무시하거나 답답해하지 말고 관심을 가지고 반응하라.
7. 약물 관리를 통해 환자와의 치료 동맹을 촉진시킬 수 있다는 것을 명심하라.
8. 동반질환의 치료는 각 질환의 일반 지침에 따른다. 그러나 BPD에 동반한 질환은 권장 약물에 대한 효과가 덜하다.
9. SSRI는 부작용이 적기 때문에 정서 불안정, 분노, 충동성을 완화하는 데 도움이 될 수도 있다. 항정신병약은 여러 부작용이 있으나, 분노, 충동성, 지각 장애에 다소 효과가 있을 수 있다. 기분조절제는 어떤 연구에서는 분노와 충동성에 효과가 있다고 하나, 과용했을 때 위험할 수 있고, 여러 부작용이 있다.
10. 가능하다면 주치료자 외에 약물 치료자를 따로 두는 것을 고려해 보라. 특히 처방 약물을 남용할 우려가 있는 환자의 경우 그렇게 하는 것이 필요하다.

가족이나 지인의 참여

GPM의 치료목표 중에는 환자의 치료에 가족이 참여하는 것이 포함된다. 이것이 항상 성공적이지는 않으나, 환자의 치료에 가족들이 참여하고 그것이 도움이 될 때, 많은 가족들이 안심한다. 환자의 가족이 치료에 참여하기를 꺼리면, 이 부분을 이야기하여 가족들이 받아들이도록 할 필요가 있다. 환자들은 때때로 자신의 가족이 치료에 참여하는 것에 대해 주저한다. 그러나 가족 참여의 목적이, 가족들이 자기를 더 잘 이해하고 더 효과적으로 지지하도록 하는 데 있다는 것을 이해하면, 좀 더 쉽게 이를 받아들인다.

환자가 가족의 참여를 거부하더라도, 어쨌든 치료는 진행된다. 그러나 환자의 거부가 위험할 경우도 있다. DBT와 GPM 모두, 자살 위험성이 높은 환자의 치료에서 가족 참여를 중요하게 여긴다. GPM은 자살 위험이 큰 환자의 경우, 치료자가 환자의 허락 없이 주요 가족과 연락하는 것이 잘못되었다고 생각하지 않는다. 이 경우, 환자의 허락이 없더라도 치료자는 주요 가족으로부터 정보를 얻을 수 있고, 환자의 위기 상황과 관련된 정보를 가족에게 알려줄 수 있다. 함께 살고 있거나 경제적으로 의존하는 가족과의 관계에서 자살과 자해가 촉발된다면, 가족의 참여를 강하게 권고해야 한다. 그리하여 가족들이 환자 치료를 위한 동맹이 될 수 있도록 가족들에게 심리교육을 제공해야 한다. 가족 참여를 거부하는 환자에게 동의하게 되면, 환자는 치료자를 이상화하거나 치료자를 약하게 보고 거부하게 되기도 한다.

다음은 가족 참여에 관한 GPM의 전략이다.

1. 수인과 지지: 환자가 자살로 죽지 않을까 하는 가족의 두려움을 경청하고 수인한다. 그리고 가족들의 오랜 고통과 재정적 부담을 인정한다. 가족들은 무거운 짐을 지고 있다. '나쁜' 부모들은 대개 자세한 정보를 주지 않고 자신의 고통만 호소한다.
2. 심리교육: BPD에 대해서, 어떻게 발생하고 예후가 어떠한지에 대해서 부모에게 설명한다(제3장, 제5장을 보라). 그들의 자녀가 BPD를 앓고 있기 때문에, 지나치게 요구가 많고 일반적인 훈육에 잘 따르지 않을 수 있다는 점을 강조한다. 자녀의 분노와 비난을 너무 사적으로 받아들이지 말고, 그것을 되받아서 공격하지 않도록 한다.
3. 가족 참여의 형태: 지지 그룹, 결합 세션, 가족 치료 등에 참여할 수 있다.
4. 가족을 위한 특별 지침:
   - 변화의 속도: 속도를 천천히 하라. 변화가 느리고 또 기복이 있다는 것을 예상하라.
   - 가족 환경: 가능하면 루틴을 지킨다. 가족 대화의 시간을 만들어서 가볍고 중립적인 문제에 관해 이야기를 나눈다.
   - 감정을 수인하라: 가족이 부정적인 감정을 표현할 때 귀를 기울여라. "아니야. 그건 아니야"라고 말하지 말고, 감정이 지나가기를 기다려라. 당신의 감정(두려움, 외로움, 분노, 요구, 불만 등)을 말로 표현하여 환자에게 표본의 역할을 하라.

- 위기관리: 환자의 자기 파괴적 행동이나 위협을 무시해서도 안 되고, 너무 놀라거나 그 행동을 강화해서도 안 된다. 지역 위기 개입 서비스에 대해 알아두고, 환자의 안전계획을 숙지하고 있으면 도움이 된다.
- 협업과 일관성: 되도록 일관된 태도를 보여라. 모든 가족들이 일관적인 태도를 유지하는 것이 좋다. BPD 환자에게 뭔가를 요구하기 전에, 그가 그 요구를 수행할 수 있는 능력이 있을지 생각해 봐야 한다. 또 BPD 환자를 돕고 싶다면, 우신 그가 도움받기를 원하는지 묻는 것이 좋다.
- 한계 설정: 당신이 충분히 수용할 수 있는 한계를 설정하고, 이를 간단명료하게 작성하여 가족들이 원하는 것이 무엇인지 환자가 알 수 있도록 한다. 위협, 심한 투정, 폭력을 쓰는 경우에는 거리를 두고 나중에 그에 관해 이야기한다. 그들의 파괴적 행동에 따르는 당연한 결과를 스스로 책임지도록 한다; 현실에 대해 깨닫기 위해서 벽에 부딪히는 경험이 필요하다. 최후통첩을 마지막 수단으로 써서는 안 된다.

DBT가 GPM과 다른 점은 가족이나 지인이 치료에 참여하는 것을 그렇게 강조하지는 않는다는 것이다. 하지만 DBT에서도 가족이 참여하는 경우가 많다. DBT는 가족이 치료에 참여할 경우, 가능한 환자가 스스로 가족에게 자신의 의사를 밝히도록 한다. DBT에서는 환자와 가족의 관계에 문제가 있고 이것이 환자에게 중요한 사안이라면, 치료시간에 이 문제에 대해 다루도록 권고한다. 대인관계 효능 기술 훈련 모듈에서 환자는 어떻게 부탁을 하고, 불편한 요구에 대해서 어떻게 거절하는지 배우고, 동시에 이런 관계를 어떻게 극복하고 발전시킬지에 대해 익힌다.

또한, 치료자는 DBT 모델과 연계된 지지 그룹 네트워크인, 가족 연결Family Connection 프로그램을 환자 가족에게 소개할 수 있다. 이 그룹에는 BPD 환자의 가족, 연인, 친구들이 참여할 수 있다. 참가비는 무료인데, 대부분 지도자 훈련을 받은 BPD 환자의 가족이 운영한다. 가족 연결 프로그램은 미국과 캐나다 전역과 다른 몇 나라에서 운영되고 있다. 경계선 성격장애를 위한 국립 교육 연맹the National Education Alliance for Borderline Personality Disorder을 통해서 원격 컨퍼런스도 가능하다. 가족 연결 프로그램에 대해서는 www.borderlinepersonalitydisorder.org 혹은 www.sashbear.org에서 더 자세한 정보를 얻을 수 있다.

대인관계 역동에 초점 맞추기

GPM은 대인관계 사건, 특별히 대인관계에서의 거절이 자살과 자해 행동을 촉발하는 중심 역할을 한다고 생각한다. 환자가 자해나 그 외의 위험한 행동을 예방할 수 있도록 치료자가 돕겠지만, 확실히 호전되기 위해서는 환자가 힘든 대인관계 사건을 인지하여 관리하고, 자해와 자살 행동의 촉발인자를 줄이기 위해서 안정된 사회 지지를 형성하는 것이 중요하다는 것을 이야기한다.

힘든 대인관계 사건에 대처하는 환자의 능력을 키우도록 돕는 여러 방법이 있다. 먼저 환자가 자해나 다른 위험한 행동을 하게 만드는 대인관계 사건을 인식할 수 있도록 돕는다. 연쇄 분석은 이러한 대인관계 사건을 깨달을 수 있게 하는 한 가지 방법이다(제3장, 제5장을 보라). 연쇄 분석을 통해 자해, 자살과 충동 행동을 촉발하는 사건을 이해한 다음, GPM 치료자는 적극적으로 대인관계 사건을 찾아본다. 만약 환자가, "아무 일도 없었어요"라고 반응한다면, 치료자는 이 반응을 받아들이되 그래도 어떤 사건이 있었을 수 있고, 또 "아무 일도 없었다"라는 외로움 자체가 대인관계 사건일 수 있다는 가능성을 열어 둔다. 환자에게 무슨 일이 있었는지 탐색할 때, 치료자는 환자가 그런 사건에서 겪는 감정을 인식하고 구분하고 이름(주로 슬픔, 부끄러움) 붙일 수 있도록 하는 것이 중요하다.

시간이 흐르면서 치료자와 환자는 주로 환자에게 고통을 주는 대인관계 패턴에 대해 깨닫게 된다. 치료자와 환자가 함께 대인관계에서 거절을 당할 때, 보다 효과적으로 대처할 수 있게끔 계획을 세운다. 그리하여 환자가 피해망상을 가져서, 더욱 거절을 부르고 자살로 이어지지 않도록 한다. 환자들이 대인관계에서 거절당할 때 느끼는 자신의 고통스러운 감정들을 치료자로부터 이해받고 인정받고 받아들여진다는 경험을 하는 것이 중요하다. 또한, 환자가 불필요한 대인관계 스트레스에 노출되지 않도록 함께 노력해야 한다(예: 해롭고 스트레스를 유발하는 대인관계를 피하기).

자서전 작성하기

자기 이미지의 불안정성은 BPD의 핵심 증상 중 하나이다(미국정신의학회 2013). GPM의 효과적인 개입 중에는 BPD 환자가 자신에 대한 일관된 서사를 개발하도록 돕는 것이 포함된다. GPM에서는 이것을 "자신과 자신의 삶을 이해하기"라고 한다. 정신치료시간에 환자가 대인관계 사건들과 감정과 행동 간의 연관성을 이해하고 반복되는 패턴을 깨닫게 되면서, 매 세션 환자의 서사가 발전한다. 또한, 현재 사건을 지난 세션에서 나눈 이야기나, 환자 삶에서 다른 시점에 일어난 사건들과 연결한다.

환자가 자신의 삶을 연대기 순으로 작성하면, 일관된 서사를 개발하는 데 도움이 된다. 보통 숙제로 내주고 세션에 가지고 와서 함께 이야기하는 것이 가장 좋다. 환자의 가계도를 그려보도록 치료자가 제안하면서 이 과정을 시작하여, 이에 대해 치료자에게 설명하고 자신의 삶에서 중요한 사건들의 타임라인을 그리도록 한다. 이 과정을 얼마나 자세히 작업할지는 이것이 환자와 치료자에게 얼마나 도움이 되는지에 따라 유연하게 적용할 수 있다.

기능에 초점 맞추기

BPD 환자의 증상은 치료에 반응하여 관해되는 경우가 많다. 장기 추적 조사에서는 집중적인 특수치료를 하지 않은 경우에도 10년 후의 관해율이 높았다(Gunderson 등 2011; Zanarini 등 2010b). 하지만 안타깝게도, 증상이 호전된다고 해서, 학업, 직업 혹은 다른 생산적인 활동에 참여하는 기능에서의 호전이 뒤따르지는 않았다 (Zanarini 등 2010a).

GPM은 치료의 한 부분으로 환자에게 생산적 활동, 즉 자원봉사, 학업이나 직업 활동을 목표로 할 것을 제안한다. 초기 목표로서 관계보다는 직업과 연관된 목표를 설정하도록 하는데, 이유는 환자가 독립적인 정체성과 자기지향을 갖는 데 일이 필수적이며, 그럼으로써 관계를 안정화시킬 수 있기 때문이다. 그리하여 살 가치가 있는 삶을 만듦과 동시에, 대인관계에서 심각한 고통, 즉 외로움과 절망을 겪을 가능성이 줄어든다. 안정적이고 생산적인 활동을 하는 사람의 경우에는, 대인관계에서 어려움을 만나더라도 스스로와 대인관계에서 훨씬 덜 위험하게 행동한다. 치료자는 치료 기간 전체를 통틀어 환자가 직업 활동을 우선순위에 두도록 해야 한다. 최종 목표는 치료가 끝날 때 환자가 생산적인 활동을 하는 것이다.

GPM을 시행할 때, 생산적인 활동을 한다는 목표를 세우고 그에 대해 평가하는 시간을 반드시 할애해야 한다. 치료 시작 즈음에는 자신의 목표를 찾는 것이 환자에게 어려울 수 있어서, 성취 가능한 목표를 세우는 것 자체가 첫 번째 의미 있는 성취일 것이다. 목표는 단기 목표로, 구체적이고 측정 가능한 것이 좋다. 치료 초기에는 이런 초기 목표를 달성하는 데 방해가 되는 것에 초점을 맞춘다. GPM 치료를 하는 내내, 환자가 치료 바깥의 일상생활에 초점을 맞추도록 지속해서 강조한다. 의미 있는 활동을 해야 한다는 것을 환자에게 반복해서 일깨움으로써 환자가 이를 실천하고 자존감과 정체성, 주도성을 고취하게 된다.

요점 정리

BPD 환자와 함께 작업할 때 도움이 되는 GPM의 전략은 다음과 같다.

- 호전 시간표를 숙지하기: 환자의 호전 정도를 모니터링한다; 만약 환자의 진전이 호전 시간표에 많이 미치지 못할 경우, 환자와 함께 이를 논의하

고 해결하기 위해 협업한다.

- 동반질환의 치료: BPD를 치료했을 때 대부분의 동반질환(예: 우울증, 양극성 우울증, 제2형 양극성 장애, 불안증, 신경성 대식증)이 호전된다. 동반질환으로 인한 환자의 기능 저하로 BPD 치료에 참여하기 힘든 경우, 동반질환의 치료가 우선적으로 필요하다(예: 제1형 양극성 조증, 심한 물질남용 장애, 심한 신경성 식욕부진).
- 정신약물 치료: 약물 치료를 할 경우, 치료 동맹을 형성하고, 약물의 효과에 대한 현실적이고 명확한 설명, 부작용과 증상 호전에 대해 환자와 함께 협업하여 모니터링하고, 다중 약제 처방을 피한다.
- 가족의 참여: 가족이나 지인을 치료에 참여하게 한다. 가족들의 감정을 수인하고 지지하고, BPD에 대한 심리교육을 제공한다. 또한, BPD 환자의 가족을 지지하는 가장 좋은 방법에 대한 지침을 제공한다.
- 대인관계 역동에 초점 맞추기: 자해, 자살 행동이나 다른 충동 행동을 촉발하는 대인관계에서의 거절이나 외로움을 세밀히 살핀다. 환자가 이런 패턴을 깨닫고, 대인관계 스트레스를 줄이고 이에 대처하는 대안적 방법을 찾도록 돕는다.
- 자서전 쓰기: 자서전 쓰기나 가계도, 타임라인 그리기를 통해 환자가 자신의 삶에 대해 일관된 서사를 만들도록 한다.
- 기능에 초점 맞추기: 환자가 생산적인 활동(직업, 봉사활동, 학업 등)에 대해 목표를 세울 수 있도록 한다. 생산적 활동을 하기 위해 노력함으로써 자기 효율성을 높이고, '사랑 이전에 일'에 초점을 맞춤으로써 대인관계 스트레스가 있을 때도 안정을 유지할 수 있도록 돕는다.

참고문헌

American Psychiatric Association: Practice guideline for the treatment of patients with borderline personality disorder. Am J Psychiatry 158 (10 suppl):1–52, 2001

American Psychiatric Association: Diagnostic and Statistical Manual of Mental Disorders, 5th Edition. Arlington, VA, American Psychiatric Association, 2013

Arbabi M, Hafizi S, Ansari S, et al: High frequency TMS for the management of borderline personality disorder: a case report. Asian J Psychiatr 6(6):614617, 2013

Beatson JA, Rao S: Depression and borderline personality disorder. Med J Aust 199(6):S24–S27, 2013

Binks CA, Fenton M, McCarthy L, et al: Pharmacological interventions for people with borderline personality disorder. Cochrane Database Syst Rev (1):CD005653, 2006

Cailhol L, Roussignol B, Klein R, et al: Borderline personality disorder and rTMS: a pilot study. Psychiatry Res 216(1):155–157, 2014

Duggan C, Huband N, Smailagic N, et al: The use of pharmacological treatments for people with personality disorder: a systematic review of randomized controlled trials. Personal Ment Health 2(3):119–170, 2008

Feffer K, Peters SK, Bhui K, et al: Successful dorsomedial prefrontal rTMS for major depression in borderline personality disorder: three cases. Brain Stimul 10(3):716–717, 2017

Golubchik P, Sever J, Zalsman G, Weizman A: Methylphenidate in the treatment of female adolescents with cooccurrence of attention deficit/hyperactivity disorder and borderline personality disorder: a preliminary openlabel trial. Int Clin Pharmacol 23(4):228–231, 2008

Gunderson JG, Links PS: Borderline Personality Disorder: A Clinical Guide, 2nd Edition. Washington, DC, American Psychiatric Publishing, 2008

Gunderson JG, Stout RL, McGlashan TH, et al: Ten-year course of borderline personality disorder: psychopathology and function from the Collaborative Longitudinal Personality Disorders Study. Arch Gen Psychiatry 68:827–837, 2011

Hallahan B, Hibbeln JR, Davis JM, Garland MR: Omega-3 fatty acid supplementation in patients with recurrent self-harm. Single-centre double-blind randomised controlled trial. Br J Psychiatry 190:118–122, 2007

Hancock-Johnson E, Griffiths C, Picchioni M: A focused systematic review of pharmacological treatment for borderline personality disorder. CNS Drugs 31(5):345–356, 2017

Herpertz SC, Zanarini M, Schulz CS, et al: World Federation of Societies of Biological Psychiatry (WFSBP) guidelines for biological treatment of personality disorders. World J Biol Psychiatry 8(4):212–244, 2007

Ingenhoven T, Lafay P, Rinne T, et al: Effectiveness of pharmacotherapy for severe personality disorders: meta-analyses of randomized controlled trials. J Clin Psychiatry 71(1):14–25, 2010

Lieb K, Völlm B, Rücker G, et al: Pharmacotherapy for borderline personality disorder: Cochrane Systematic Review of Randomised Trials. Br J Psychiatry 196(1):4–12, 2010

McGlashan TH, Grilo CM, Sanislow CA, et al: Two-year prevalence and stability of individual DSM-IV criteria for schizotypal, borderline, avoidant, and obsessive-compulsive personality disorders: towards a hybrid model of Axis II disorders. Am J Psychiatry 162(5):883–889, 2005

Mercer D, Douglass AB, Links PS: Meta-analyses of mood stabilizers, antidepressants and antipsychotics in the treatment of borderline personality disorder: effectiveness of depression and anger symptoms. J Pers Disord 23(2):156–174, 2009

National Health and Medical Research Council: Clinical Practice Guidelines for the Management of Borderline Personality Disorder. Canberra, Australia, National Health and Medical Research Council, 2012

National Institute for Health and Care Excellence: Borderline Personality Disorder: Treatment and Management (Report No CG78). London, National Institute for Health and Care Excellence, 2009

National Institute for Health and Care Excellence: Borderline Personality Disorder: Treatment and Management (6-Year Review). London, National Institute for Health and Care Excellence, 2015

Newton-Howes G, Tyrer P, Johnson T: Personality disorder and the outcome of depression: meta-analysis of published studies. Br J Psychiatry 188:13–20, 2006

Nosè M, Cipriani A, Biancosino B, et al: Efficacy of pharmacotherapy against core traits of borderline personality disorder: meta-analysis of randomized controlled trials. Int Clin Psychopharmacol 21(6):345–353, 2006

Prada P, Nicastro R, Zimmermann J, et al: Addition of methylphenidate to intensive dialectical behavior therapy for patients suffering from comorbid borderline personality disorder and ADHD: a naturalistic study. Atten Defic Hyperact Disord 7(3):199–209, 2015

Stoffers JM, Lieb K: Pharmacotherapy for borderline personality disorder: current evidence and recent trends. Curr Psychiatry Rep 17:534, 2015

Stoffers J, Völlm BA, Rücker, G et al: Pharmacological interventions for borderline personality disorder. Cochrane Database Syst Rev 6(6):CD005653, 2010

Vita A, De Peri L, Sacchetti E: Antipsychotics, antidepressants, anticonvulsants, and placebo on the symptom dimensions of borderline personality disorder: a meta-analysis of randomized controlled and open-label trials. J Clin Psychopharmacol 31(5):613–624, 2011

Yovell Y, Bar G, Mashiah M, et al: Ultra-low-dose buprenorphine as a timelimited treatment for severe suicidal ideation: a randomized controlled trial. Am J Psychiatry 173:491–498, 2016

Zanarini MC, Frankenburg FR: Omega-3 fatty acid treatment of women with borderline personality disorder: a double-blind, placebo-controlled pilot study. Am J Psychiatry 160(1):167–169, 2003

Zanarini MC, Frankenburg FR, Reich DB, et al: The subsyndromal phenomenology of borderline personality disorder: a 10-year follow-up study. Am J Psychiatry 164:929–935, 2007

Zanarini MC, Frankenburg FR, Reich DB, Fitzmaurice G: The 10-year course of psychosocial functioning among patients with borderline personality disorder and Axis II comparison subjects. Acta Psychiatr Scand 122(2):103–109, 2010a

Zanarini MC, Frankenburg FR, Reich DB, Fitzmaurice G: Time to attainment of recovery from borderline personality disorder and stability of recovery:

a 10-year prospective follow-up study. Am J Psychiatry 167:663-667, 2010b

Case Illustrations

제7장

사례 모음

Anne K.I. Sonley, J.D., M.D., FRCPC
Lois W. Choi-Kain, M.D., M.Ed.

이 장에서는 이 책에서 설명한 GPM과 DBT의 기법을 적용한 네 개의 사례를 보여줄 것이다. 각 사례의 설명 중간에 멈추어서 독자들이 다음 단계에서 무엇을 할지 생각해 보도록 할 것이다. 각각의 결정 시점에서 질문이 주어지고, 이에 대한 답으로서 선택지가 주어진다. 각 선택지가 도움이 될지 해로울지 점수를 매기고, 이에 대한 설명이 있을 것이다. 도움이 되는 선택지가 중복될 수도 있다.

결정 시점 선택지 점수

1=도움이 된다.

2=도움이 될 수도 있지만, 아닐 수도 있다.

3=도움이 되지 않거나 해롭다.

사례 1: 일차 관리 세팅에서 심리교육을 제공하기(Jacky)

당신은 지방의 가정의로 경계선 성격장애 환자를 치료하고 있다. 최근 이 매뉴얼을 접하고 좋은 정신과적 관리에 관한 무료 온라인 강좌를 들었다(부록 E를 보라). 오늘은 당신이, 어릴 때부터 치료해오던 17세 소녀, Jacky가 예약되어 있다. 8세 때부터 당신이 치료하기 시작했는데, 자주 위통을 호소하고 불안해하곤 했다. 진료시간 15분 동안, Jacky는 대학에 진학하기 위해 이번 가을에 집을 떠날 예정인데, 남자친구는 다른 대학에 입학했고 그 때문에 그와 헤어졌다고 이야기한다. 지난주에 헤어졌는데, 그 이후로 그녀는 계속 우울감에 빠져 있었다. 지난 한 주간 뭐든지 닥치는 대로 먹었으며, 그 때문에 살이 찔까 봐 불안해했다. 당신이 자해에 관해 물어보니, Jacky는 지난 2년간 '안 좋은 일이 생기면' 몇 차례 눈에 잘 안 띄는 곳을 칼로 그었다고 한다. 상처는 가벼워서 감염 증상은 없다. Jacky는 현재 자살할 마음은 없다고 하지만, 어릴 때부터 그냥 죽었으면 좋겠다는 생각을 종종 했다고 한다. 주말에는 친구들과 과음하고 대마초를 몇 번 피워봤다고 한다. Jacky는 부모님이 이에 대해 몰랐으면 한다.

1. 이다음으로 당신은 무엇을 할 것인가?
   A. SSRI를 처방한다.
   B. BPD, 불안, 우울에 대해 더 평가하기 위해 다음 진료를 예약한다.
   C. 환자의 반대가 있지만, 그럼에도 부모님에게 연락한다.
   D. 정신과 의사에게 의뢰한다.
   E. 자해가 있으므로 응급실로 보낸다.
   F. 우울한 기분의 원인으로 다른 신체질환이 있는지 확인하기 위해 혈액 검사를 한다.

선택지에 대한 논의

1=도움이 된다; 2=도움이 될 수도 있지만, 아닐 수도 있다; 3=도움이 되지 않거나 해롭다.

A. SSRI를 처방한다.

[3] 이 15분 면담을 통해서, Jacky의 기분과 BPD 증상을 제대로 평가하기는 어렵다. 그녀는 1주일간의 '우울감'을 보고했는데, 이는 주요 우울장애의 진단기준에는 부족하다. 이 시점에서 SSRI를 복용하는 것은 시기상조일 수 있고, 효과가 없는 약을 오랜 기간 복용하게 될 수 있다.

B. BPD, 불안, 우울감에 대해 더 평가하기 위해 다음 진료를 예약한다.

[1] Jacky의 증상을 명확히 평가하고, 심리교육을 제공하고, 다음 계획을 세우는 데 도움이 될 것이다.

C. 환자의 반대가 있지만, 그럼에도 부모님에게 연락한다.

[3] 가족의 참여를 권하기는 하지만 반드시 필요한 것은 아니다. 특히 자해나 다른

위험한 행동이 가족 내의 갈등과 연관이 있는 것 같다면 더욱 조심해야 한다. 당신이 Jacky와 치료를 진행하면서 나중에 다시 그녀에게 가족의 참여를 권하는 것이 좋다.

D. 정신과 의사에게 의뢰한다.

[2] 추가 평가를 위해 정신과 의사에게 의뢰할 수 있다. 정신과 의사를 만나는 데 대기 시간이 오래 걸릴 수 있는데, 그동안 당신이 도울 수 있는 것이 있을 것이다.

E. 자해가 있으므로 응급실로 보낸다.

[3] 이것은 도움이 안 될 것이다. Jacky의 상처는 가볍기 때문에 의학적 처치가 필요하지 않다. 응급실이나 입원보다는 외래치료가 더 적합하다. 만약 환자의 자해가 위험한 상태이거나, 봉합이나 항생제 투여와 같은 의학적 처치가 필요한 경우에는 응급실로 보내는 것이 좋다.

F. 우울한 기분의 원인으로 다른 신체질환이 있는지 확인하기 위해 혈액 검사를 한다.

[2] 지금 혈액 검사를 해서 다음 진료시간에 Jacky에게 결과를 알려줄 수도 있고, 증상을 좀 더 명확히 평가하여 혈액 검사 필요 여부를 결정한 후에 시행할 수도 있다.

당신은 Jacky에게 부모님이 치료에 참여하는 것이 도움이 될 것으로 생각하지만, 비밀유지는 지켜질 것이라고 이야기한다. BPD와 우울증에 대해 추가 평가를 하기 위해 다음 주 30분 진료를 예약하고, 빈혈, 갑상선 기능 저하를 확인하기 위해 혈액 검사를 지시한다. Jacky는 "우울증약을 먹거나 정신과 의사를 만나야 하는 거 아니에요? 저 진짜로 우울해요"라고 말한다. 당신은, "오늘 저와 15분밖에 이야기를 하지 못했어요. 혈액 검사 결과도 봐야 하고, 다음에 만나서 당신의 증상에 대해 좀 더 이야기를 해보고 나서 우울증약에 대해서 상의할게요. 정신과 의사에게도 의뢰할 수 있지만, 대기 시간이 3~6개월 정도 될 거에요. 그동안 우리가 당신의 문제를 좀 더 이해하고 당신이 기분을 조절할 수 있도록 도울 방법을 찾아봅시다."

다음 주에 Jacky를 만났을 때, 그녀는 남자친구와 다시 만나기로 했다고 말한다.

그리고 기분이 훨씬 나아졌다고 한다. 이번에는 남자친구에 대해서 너무 좋게 이야기하면서 지난주에 자기가 이상했던 것 같다고 한다. Jacky의 혈액 검사는 정상이다. 당신이 기분에 관해서 묻자, 그녀는 강렬한 감정 상태였다고 하고, 슬펐다가 불안했다가 기복이 심하다고 말한다. 이런 기분이 수 시간에서 수일 동안 지속된다. 기분이 2주 정도 지속적으로 저하되거나 들뜨거나 예민해지고 잠이 오지 않은 적은 없었다고 한다. Jacky는 스스로를 "걱정 많은 애"라고 하고, '모든 것'에 대해 걱정한다고 한다. 특히 사회적 상황에서 불안해지곤 한다.

2. 이다음으로 당신은 무엇을 할 것인가?
   A. Jacky를 집으로 돌려보내고 정신과 의사에게 의뢰한 것을 취소한다. 남자친구와 다시 만나기로 하면서 괜찮아진 것 같다.
   B. Jacky와 함께 BPD 진단기준을 하나씩 살펴보면서, 그녀가 수긍하는 부분이 있는지 찾고, 심리교육을 제공한다.
   C. 불안을 치료하기 위해 SSRI를 처방한다.

선택지에 대한 논의

1=도움이 된다; 2=도움이 될 수도 있지만, 아닐 수도 있다; 3=도움이 되지 않거나 해롭다.

A. Jacky를 집으로 돌려보내고 정신과 의사에게 의뢰한 것을 취소한다. 남자친구와 다시 만나기로 하면서 괜찮아진 것 같다.

   [3] 남자친구의 지지로 인해 Jacky의 기분이 일시적으로 나아졌지만, 기분조절장애, 자해, 폭식, 불안 증세는 여전히 염려된다.

B. Jacky와 함께 BPD 진단기준을 하나씩 살펴보면서, 그녀가 수긍하는 부분이 있는지 찾고, 심리교육을 제공한다.

[1] Jacky의 이야기를 들어보면, BPD의 증상일 수 있을 것 같다. 진단기준을 함께 보면서 하나씩 살피는 것이 효과적이고, 이를 통해 심리교육도 함께 제공할 수 있다.

C. 불안을 치료하기 위해 SSRI를 처방한다.

[2] 가능한 선택지이지만 이 시점에서 반드시 필요한 것은 아니다. 우울증이나 불안증과 같은 동반질환은 BPD 증상이 호전되면 함께 호전된다. 만약 불안이나 우울로 인해 Jacky가 치료에 참여하는 것이 어려운 상태라면, 동반질환을 우선적으로 치료해야 한다.

Jacky에게 BPD 진단기준을 보여주자 자신의 증상과 일치한다고 하고, 공허함, 분노, 혼자 있는 어려움이 어떻게 자신에게 문제가 되는지 이야기한다. 당신이 BPD의 생리사회적biosocial 이론을 설명하자, 그녀는 수긍한다. 또 당신은 Jacky의 불안증에 대해, BPD 증상이 호전되면 함께 좋아질 수 있다는 것과 약물 치료가 얼마나 도움이 될 수 있을지를 설명한다. 그녀는 약으로 불안을 해결하려고 하지 않는 것이 좋겠다고 한다. 당신이 Jacky에게 함께 치료를 계속하면서 폭식, 자해와 같은 BPD 증상을 줄이기 위해 함께 노력해볼 생각이 있는지 묻자, 그녀는 동의한다.

당신은 다음 주에 30분 진료예약을 다시 잡는다. 다음 주, Jacky는 남자친구와 또다시 헤어졌다면서, 이번에는 "진짜"라고 한다. 3일 전부터 다시 우울해졌다고 하는데, 당신이 보기에도 정말 우울해 보인다. 다시 항우울제를 요구하면서, "너무 힘들어서 뭐든 필요해요"라고 한다.

3. 이다음으로 당신은 무엇을 할 것인가?

A. 항우울제를 처방한다.

B. Jacky에게 그녀가 우울증이 아니므로 항우울제는 효과가 없다고 말해준다.

C. 자살 위험도를 평가한다.

D. 그녀의 우울감은 남자친구와의 관계가 무너진 것 때문이라고 설명한다.

E. 약물 치료에 대한 심리교육을 시행한다.

선택지에 대한 논의

1=도움이 된다; 2=도움이 될 수도 있지만, 아닐 수도 있다; 3=도움이 되지 않거나 해롭다.

A. 항우울제를 처방한다.

[2] 이것은 좀 더 논의할 필요가 있다. 급성 스트레스에 바로 처방하기보다는 신중하게 접근해야 한다.

B. Jacky에게 그녀가 우울증이 아니므로 항우울제는 효과가 없다고 말해준다.

[3] 이 말이 사실일 수도 있지만, 보다 자세히 평가해 보지 않고 이렇게 말한다면, Jacky는 당신이 자신의 고통에 대해 비수인 반응을 보이고 자신을 거절하는 것으로 느낄 수 있다.

C. 자살 위험도를 평가한다.

[1] Jacky의 기분 변화, 상당한 거절감을 느낄 상황(남자친구와 이별), 만성적인 자살사고와 자해를 고려하면, 자살 위험도를 재평가하는 것이 필요하다.

D. 그녀의 우울감은 남자친구와의 관계가 무너진 것 때문이라고 설명한다.

[1] Jacky에게 이별이라는 상황과 그녀의 우울감의 연관성을 설명할 수 있는 기회이다. 환자가 자신의 이런 패턴을 이해하도록 돕는 것은 효과적인 BPD 치료 요소 중의 하나이다.

E. 약물 치료에 대한 심리교육을 시행한다.

[1] 약에 대한 Jacky의 질문에 대해, 직접적이고 개방적으로 논의하는 것이 좋다. 그리하여 약물 치료에 효과가 있는 증상과 그렇지 않은 증상을 설명하고, 약물 치료를 시작할 경우, 효과를 모니터하기 위한 구체적인 목표를 세워야 한다는 것을 강조한다.

당신은 "연인과 헤어지는 것에 슬프지 않을 사람이 없겠지요"라고 한 다음, 항우울제는 지속적인 우울감에 주로 효과가 있고, 효과가 나타나려면 몇 주가 걸린다는 것, 즉각적 효과는 없다는 것을 설명한다. 그녀가 전에 이야기한 불안 증상에 대해서는 약을 장기 복용한다면 효과가 있을 것이라고도 말한다. 당신이 약을 처방할 수 있으며, 단 그 경우, 함께 약의 효과를 모니터링해야 한다고 말한다. 그런 다음, Jacky에게 자해나 자살사고가 더 심해졌는지 묻는다. 그녀는 심하지는 않지만 매일 자해를 했고, 자살 시도를 하지는 않겠지만 죽고 싶다는 생각이 계속 든다고 답한다.

4. 이다음으로 당신은 무엇을 할 것인가?
   A. 스트레스 극복 기술에 관해 설명한다.
   B. 그녀의 자해 행동이 심해졌으므로 응급실에 보낸다.
   C. 규칙적인 면담을 잡는다.

선택지에 대한 논의

1=도움이 된다; 2=도움이 될 수도 있지만, 아닐 수도 있다; 3=도움이 되지 않거나 해롭다.

A. 스트레스 극복 기술에 관해 설명한다.
   [1] 자해와 폭식에 단기적인 효과가 있는 대안이다.
B. 그녀의 자해 행동이 심해졌으므로 응급실에 보낸다.
   [3] 이것은 도움이 안 될 것 같다. Jacky의 자해가 심해지기는 했으나, 아직 가벼운 상처여서 의학적 처치가 필요하지는 않다.
C. 규칙적인 면담을 잡는다.
   [1] Jacky는 도움을 구하고 있다. 그리고 이전에 치료를 받은 적이 없으므로, 집중적인 특수치료보다는 일반치료를 우선적으로 시행하는 것이 좋겠다.

당신은 Jacky에게 스트레스 극복 기술을 알려주고, 자해나 폭식의 유혹이 있을 때 적용하도록 한다. 그리고 격주로 30분씩 치료시간을 가지도록 권유한다. 치료시간에 당신은 Jacky가 기분변화와 행동 사이의 연관성을 이해할 수 있도록 돕는다. 불안에 대해서는 항우울제를 처방한다. 당신은 그녀가 일반적인 대인관계를 맺도록 격려한다. 그녀는 자신의 문제와 시행하고 있는 치료에 대해 부모님과 이야기하기로 한다. 6개월 전에 의뢰했던 정신과 의사로부터 연락이 왔지만, 그 시점에 Jacky는 많이 좋아졌다. 그녀는 대학에 들어갔고, 당신과 계속 연락을 하기로 한다.

사례 2: 목표 세우기와 분노에 대한 작업(Jeff)

당신은 정신과 전공의이며 응급실에서 당직을 서고 있다. 경찰이 Jeff를 데리고 왔는데, 그는 31세로 레스토랑에서 서빙 일을 하고 있다. 그는 줄곧 '우울'했고, 바에서 술에 취해 화를 내며 결국 주먹질을 했다. 응급실 의사가 Jeff에 대해 당신에게 자문한다. 그는 과거 수차례 응급실에 왔었고, 퇴원할 때 정신과 진료를 받도록 예약을 잡았으나, 약속을 지키지 않았다. 응급실 의사는 Jeff가 계속 응급실에 오는 것 때문에 힘들다며, 당신이 그를 만나보기를 바라고 있다. Jeff가 술에서 깨서 면담하는데, 기분조절장애, 분노조절장애(취하지 않았을 때도), 폭음, 위험한 운전, 만성적인 공허함을 겪고 있다는 것을 알게 된다. Jeff는 자신이 혼자 있는 것이 힘들고 대부분의 관계가 몇 달 이상 지속되지 못한다고 말한다. 관계가 깨지면 폭음을 하고 싸움을 하곤 한다고 한다. 직장에서도 종종 사람들에게 굉장히 화를 내서 한 직장에 오래 있지 못한다고 한다. 자해나 자살 행동을 한 적은 없었다고 한다. 기분장애나 정신병적 증상에 대해서는 부인한다.

당신은 전공의 수련 프로그램에서 GPM에 관해 배웠고, 지도감독 하에 BPD 환자 한 명을 장기적으로 치료한다는 것이 수련 요건 중에 있다. 적합한 환자를 찾고 있었기에, Jeff의 치료를 시작하는 것이 좋겠다고 생각한다. Jeff는 BPD 진단기준에 맞지만, 자살 시도가 없었고 BPD의 기본적인 치료도 받은 적이 없었다. 그래서 GPM으로 치료를 시작하기로 한다. GPM의 원칙대로 그의 감정과 행동을 연결하고, 분노와 공격적 행동, 폭음을 줄이고, 직업과 관계에서의 목표를 깨닫도록 돕는다. 당신이 있는 지역에서는 변증법적 행동치료의 입원 기준으로 자해행위가 있어야 한다. Jeff에게 BPD에 관한 심리교육을 하는데, 그는 외래에서 당신과 치료를 계속하기를 바란다.

첫 외래 진료에서, 응급실에서 이미 설명한 BPD에 관한 심리교육을 다시 요약한 다음, Jeff가 자신의 삶에서 바꾸고 싶은 것이 무엇인지 묻는다. 치료목표를 세우기 위해 Jeff와 함께 논의한다. 그는 그가 사귀었던 사람과 친구에 관해 이야기하고, 가족들이 그의 분노폭발 때문에 조심한다고 말한다. 가족들을 폭행한 적은 없고 화가 나면 물건을 던지거나 벽을 치기는 했다. 그는 관계를 유지하는 것이 힘들고, 관계가 끝나면 폭음을 하고 결국 사람들과 싸워서 응급실에 실려 온다. 그는 한 직업을 3개월 이상 유지한 적이 없다.

1. Jeff에게 적합하고 GPM의 원칙에 맞는 목표는 무엇일까?
   A. 폭음을 멈추고 싶은지 아닌지 결정하기 위해서 음주에 대한 장단점을 살펴본다.
   B. 왜 화가 나는지, 또한 유아기 경험과 어떻게 연관되는지를 이해한다.
   C. 다음에 대한 작업을 한다: 1) 보다 효과적인 방식으로 내 분노를 표현하기; 2) 폭음을 멈추기; 3) 같은 직장에서 최소한 1년 이상 근무하기; 4) 안정적인 연인 관계를 갖기

선택지에 대한 논의

1=도움이 된다; 2=도움이 될 수도 있지만, 아닐 수도 있다; 3=도움이 되지 않거나 해롭다.

A. 폭음을 멈추고 싶은지 아닌지 결정하기 위해서 음주에 대한 장단점을 살펴본다.

[2] Jeff가 폭음을 멈추어야 하지만, 그 외에도 분노조절장애와 관계에서의 문제가 있다. 보다 폭넓은 견지에서 '살 가치가 있는 삶'이라는 구체적인 행동 목표를 제시하는 GPM의 접근법이 도움이 될 것이다.

B. 왜 화가 나는지, 또한 유아기 경험과 어떻게 연관되는지를 이해한다.

[2] 이 목표는 정신역동적 정신치료와 같은 통찰 지향적 치료의 접근법이다. Jeff에게 장기적으로 도움이 되겠지만, 자기 파괴적인 행동이 신속하게 호전되어야 하는 상황에서 우선적인 접근은 아니다. GPM 모델(혹은 DBT)에 따라 목표는 구체적이고 관찰과 모니터링이 가능한 것이어야 한다.

C. 다음에 대한 작업을 한다: 1) 보다 효과적인 방식으로 내 분노를 표현하기; 2) 폭음을 멈추기; 3) 같은 직장에서 최소한 1년 이상 근무하기; 4) 안정적인 연인관계를 갖기.

[1] 이러한 목표는 구체적이고 치료의 효과를 모니터링하기에도 용이하다. 또한, GPM(그리고 DBT) 모델을 따르고 있다. GPM의 "사랑 이전에 안정적인 직업과 친구 관계"라는 원칙에 따라, Jeff에게 목표 4 이전에 목표 1~3에 초점을 맞추도록 권장한다.

당신과 Jeff는 함께 구체적이고 치료의 효과를 모니터링할 수 있는 목표를 세운다. 당신은 Jeff가 분노를 효과적으로 표현하고 폭음을 멈추고 연인관계를 만들기 이전에, 직업을 유지하는 것에 집중해야 하는 이유를 설명한다. 또 당신이 그에게 기대하는 것과 그가 당신에게 기대하는 것에 대해 계약서를 작성하고, 치료가 효과가 있다면 내년 일 년 동안 주 1회의 정신치료를 하기로 한다. 치료시간 외에 당신과 연락할 수 없다는 것과 응급 상황에서는 위기 전화를 이용하거나 응급실에 가야 한다는 것을 설명한다. Jeff는 그룹치료를 찾아보는 것에도 동의하고, 이에 대해 다음 치료시간에 당신에게 알려주기로 한다.

다음 치료 세션에서, 당신은 논의해야 할 중요한 주제들을 소개한다. 첫 시간은 일기장에 대해 소개하고 Jeff가 찾아본 그룹치료에 대해 이야기를 하기로 한다. 그는 어제 직장에서 있었던 사건에 관해 이야기하고 싶어 한다. 당신과 Jeff는 우선 그룹치료에 대해 이야기한 후에, 직장에서 있었던 일을 이야기하기로 동의한다. Jeff는 마음챙김 그룹을 알아보았는데, 그의 집에서 멀지 않아서 참석할 수 있겠다고 한다. 이 그룹은 불교단체에서 운영하는 것으로 참가비가 무료라서 좋다고 한다. 당신은 Jeff가 첫 숙제를 잘 한 것에 대해 다음과 같이 칭찬한다. "여러 가지를 알아보신 것 같네요. 그 그룹에 참여하면 당신이 정한 목표를 이루는 데 도움이 될 것 같습니다. 좋습니다."

그런 다음 당신은 '일기장'에 대해 소개한다. Jeff는 "일기장이라니 별로 도움이 안 될 것 같다"라고 말한다. "내가 잘못한 걸 쓰다 보면 점점 더 기분이 안 좋아질 거 같은데요? 온종일 종이에 시달리는데, 집에서까지 그러고 싶지 않아요. 괜히 힘 빼는 일이에요."

2. 당신은 어떻게 반응할 것인가?

A. 그의 걱정에 대해, "맞아요. 바꾸어야 할 것들에 대해 생각하는 게 그 순간에는 괴로울 수 있어요. 일기를 쓰려면 어느 정도 노력을 해야만 하지요"라고 수인 반응을 한 다음, "이것은 단지 제안이지, 강제 사항은 아니에요"라고 말한다.

B. "일기장을 좀 수정해서 당신이 작성하기에 좀 더 편리하게 만들어 보면 어떨까요? 한 가지 행동에 대해서만 기록을 해보는 것은 어떨까요?"라고 말한다.

C. 그의 걱정에 대해, "맞아요. 바꾸어야 할 것들에 대해 생각하는 게 그 순간에는 괴로울 수 있어요. 일기를 쓰려면 어느 정도 노력을 해야만 하지요"라고 수인 반응을 한 다음, "일기가 도움이 되리라 생각하는 이유는 당신이 얼마나 노력하고 얼마나 좋아졌는지 쉽게 모니터링할 수 있기 때문이에요. 일기장을 보면 지난주 어떻게 지내셨는지 한눈에 볼 수가 있기 때문에, 치료시간을 더 효율적으로 쓸 수 있기도 합니다. 우선 1주일만 시도해 보고 난 다음, 이야기를 다시 해보면 어떨까요?"라고 말한다.

선택지에 대한 논의

1=도움이 된다; 2=도움이 될 수도 있지만, 아닐 수도 있다; 3=도움이 되지 않거나 해롭다.

A. 그의 걱정에 대해, "맞아요. 바꾸어야 할 것들에 대해 생각하는 게 그 순간에는 괴로울 수 있어요. 일기를 쓰려면 어느 정도 노력을 해야만 하지요"라고 수인 반응을 한 다음, "이것은 단지 제안이지, 강제 사항은 아니에요"라고 말한다.

[3] 수인 반응으로 환자는 이해받는 느낌을 받을 수 있다. 하지만 일기장이 Jeff에게 정말 도움이 된다고 생각한다면, 일기장이 왜 도움이 되는지 강조하고 변화를 위한 압박을 주는 것이 필요하다.

B. "일기장을 좀 수정해서 당신이 작성하기에 좀 더 편리하게 만들어 보면 어떨까요? 한 가지 행동에 대해서만 기록을 해보는 것은 어떨까요?"라고 말한다.

[2] 환자에게 수월하도록 일기장을 수정하는 것이 도움이 될 수도 있다. 그러나 다이어리 변경이 꼭 필요한지, 그렇게 했을 때 환자가 잃게 되는 것이 무엇인지를 고민해야 한다. 아직은 Jeff가 일기장을 써보려는 시도도 해보지 않았기 때문에 일기장 수정은 성급한 것 같다.

C. 그의 걱정에 대해, "맞아요. 바꾸어야 할 것들에 대해 생각하는 게 그 순간에는 괴로울 수 있어요. 일기를 쓰려면 어느 정도 노력을 해야만 하지요"라고 수인 반응을 한 다음, "일기가 도움이 되리라 생각하는 이유는 당신이 얼마나 노력하고 얼마나 좋아졌는지 쉽게 모니터링할 수 있기 때문이에요. 일기장을 보면 지난주 어떻게 지내셨는지 한눈에 볼 수가 있기 때문에, 치료시간을 더 효율적으로 쓸 수 있기도 합니다. 우선 1주일만 시도해 보고 난 다음, 이야기를 다시 해보면 어떨까요?"라고 말한다.

[1] 이러한 반응으로 환자의 어려움을 수인하는 동시에, 일기장의 장점을 설명하고 한 번 시도해 보도록 하여 변화를 위한 압박을 가할 수 있다. 일기장을 쓰는 것

이 환자에게 도움이 된다고 생각한다면, 이런 방식이 적절할 것이다.

Jeff는 마지못해 일주일간 일기장을 작성하기로 한다. 보다 편리하게 작성할 수 있는 '앱'도 안내해 주고, 매일 자기 전에 일기를 작성하는 것이 좋다고 설명한다. 그런 다음 Jeff가 말했던 직장에서의 사건에 관해 이야기를 시작한다. 무슨 일이 있었는지 묻자, 그는 "동료가 나를 골탕 먹이고 괴롭혀요. 상사도 나를 머저리 취급을 하고요"라고 말한다. 당신은 "아…. 너무 힘들겠군요. 무슨 일이 있었던 거에요?"라고 묻는다. 그의 동료가 상사 앞에서 그의 눈에 왜 멍이 들었냐고 물었고, Jeff는 당황해서 말하지 못했다. 그는 운동하다가 다쳤다고 겨우 둘러댈 수 있었다. Jeff는 잠시 화장실에 다녀오겠다고 하고 자리를 피했고, 너무 화가 나서 벽을 쳐서 손에 상처가 났다.

3. 다음으로 당신이 할 일은?
   A. 그 사건을 되돌아보기 위해 연쇄 분석을 한다.
   B. Jeff가 화장실을 다녀오겠다고 하고 자리를 뜬 것에 대해 좋은 대처였다고 칭찬한다.
   C. 그가 느낀 감정에 이름을 붙이도록 돕는다.
   D. 매우 화가 날 때 쓸 수 있는 스트레스 극복 기술을 설명해서, 분노조절 실패로 인해 후회할 행동을 예방하도록 한다.
   E. Jeff가 앞으로 어떻게 할지에 대한 문제 해결 기술을 논의한다.
   F. 반대 행동하기나 전적인 수용에 대해 소개한다.

선택지에 대한 논의

1=도움이 된다; 2=도움이 될 수도 있지만, 아닐 수도 있다; 3=도움이 되지 않거나 해롭다.

A. 그 사건을 되돌아보기 위해 연쇄 분석을 한다.

[1] Jeff의 이야기를 들어보면 연결되는 사건 고리를 찾을 수 있다. 그러나 연쇄 분석을 좀 더 한다면 감정조절 장애를 일으킨 추가적 요소를 찾는 데 도움이 될 것이다.

B. Jeff가 화장실을 다녀오겠다고 하고 자리를 뜬 것에 대해 좋은 대처였다고 칭찬한다.

[1] 맞다. Jeff가 상사 앞에서 화를 내며 소리를 지르지 않고, 화장실에 다녀오겠다고 하며 자리를 피한 것은 효과적인 대처였다. 향후 이런 상황에서 환자가 좋은 대처를 반복할 수 있도록 칭찬으로 강화하는 것이 중요하다.

C. 그가 느낀 감정에 이름을 붙이도록 돕는다.

[1] 동료가 그의 멍든 눈을 언급했을 때, 우선 그는 직장을 잃을까 봐, 혹은 비난받을 것이 걱정되었을 것이다. 두려움은 분노로 바뀌기 쉽다. Jeff가 자신의 감정을 살펴보고 이름을 붙이고, 감정과 행동을 연결하도록 돕는 것이 이 치료에서 중요한 부분이다.

D. 매우 화가 날 때 쓸 수 있는 스트레스 극복 기술을 설명해서, 분노조절 실패로 인해 후회할 행동을 예방하도록 한다.

[1] 지금은 Jeff와 첫 번째 치료시간이므로, 그의 분노로 인한 행동의 결과 쪽에 초점을 맞추는 것이 좋겠다. 그가 벽을 쳐서 상처를 내는 것보다 좀 더 나은 스트레스 극복 기술을 사용하도록 교육하는 기회가 될 수 있다.

E. Jeff가 앞으로 어떻게 할지에 대한 문제 해결 기술을 논의한다.

[1] 앞으로 직장에서 화가 날 때 어떻게 할지에 대한 문제 해결과 숙제로 이것을 연습하도록 하는 것이 유용하다.

F. 반대 행동하기나 전적인 수용에 대해 소개한다.

[2] 이것이 도움이 될 수 있고, 이 상황에서 설명해도 괜찮을 것이다. 그러나 이 기술은 Jeff가 배워서 바로 적용하기가 힘들다. 스트레스 극복 기술을 어느 정도 익힌 후에 이 기술을 설명하는 것이 좋을 것이다.

당신은 Jeff가 또다시 분노를 참을 수 없을 때 사용할 수 있는 스트레스 극복 기술을 가르치는 데 초점을 맞춘다. 그런 다음 직장에서 이 기술을 어떻게 사용할 수 있을지와, 마주할 수 있는 어려움을 분석하고 함께 문제 해결 방법을 찾는다. 오늘부터 다음 한 주간 일기장을 작성하고, 세 번 이상 스트레스 극복 기술을 연습해서 숙달하도록 한다.

며칠 뒤 당신은 지도감독자인 Dr. Lee를 만난다. Dr. Lee는 당신에게 Jeff의 행동을 대인관계 과민감성이라는 관점에서 볼 때 어떻게 이해하고 있는지 묻는다. 당신은 그가 거절을 당하리라는 위협을 느끼면(예: 그가 술집에서 싸우다 눈에 멍이 들었다는 것을 그의 상사가 알게 되는 것), 두려움에 사로잡히고 다른 사람들에게(예: 동료와 자기 자신) 화가 나고, 신체적으로 화를 분출하게(예: 주먹으로 벽치기) 된다고 말한다. 최근에 비슷한 일이 있었지만, 그는 해고되지 않았고, 그래서 불안과 분노는 줄어들었다. 실제로 거절을 당하는 다른 상황에서는 폭음하고 더 충동적으로 행동하고, 싸움을 일으켰다. 그런 후에 경찰이 와서 그를 응급실로 데리고 간 후에야 다시 평정을 되찾을 수 있었다.

Dr. Lee는 "언젠가는 Jeff로 인해 당신도 힘이 들 수 있고, 그러면 그는 당신에게 거절감을 느낄 겁니다. 동료에게 화가 나서 참을 수 없는 일들이 있었던 것을 보면, 당신에게도 화를 낼 수 있을 것 같네요. 그럴 때 당신은 어떻게 할 것인가요?"라고 묻는다.

4. Jeff가 당신에게 분노를 터뜨릴 경우 당신은 어떻게 반응할 것인가?
   A. 다음과 같이 수인 반응을 한다. "내가 늦은 것 때문에 당신이 화가 났다는 것을 압니다. 누구라도 그럴 겁니다."
   B. 그 순간의 화를 줄이기 위해 스트레스 극복 기술을 알려준다. "지금 화가 많이 난 것 같아요. 지금 화를 가라앉히고 문제를 해결하기 위해서 우리가 스트레스 극복 기술을 적용해 보는 건 어떨까요?"
   C. 왜 화가 났는지 묻는다. "지금 굉장히 화가 많이 났군요. 무엇 때문인가요?"
   D. 그의 대인관계 패턴이 지금도 반복되고 있다는 것을 강조한다. "나한테 대단히

화가 났군요. 제가 이제 치료를 마쳐야 한다고 말한 것 때문인가요? 제가 거절하는 것으로 느끼셨나 봅니다"라고 말하여, 그가 반복하고 있는 대인관계 패턴을 강조한다.

선택지에 대한 논의

1=도움이 된다; 2=도움이 될 수도 있지만, 아닐 수도 있다; 3=도움이 되지 않거나 해롭다.

A. 다음과 같이 수인 반응을 한다. "내가 늦은 것 때문에 당신이 화가 났다는 것을 압니다. 누구라도 그럴 겁니다."

[1] 수인 반응은 분노를 가라앉히게 하는 좋은 방법이다. 그러나 타당한 상황에 대해서만 수인을 하는 것이 중요하다.

B. 그 순간의 화를 줄이기 위해 스트레스 극복 기술을 알려준다. "지금 화가 많이 난 것 같아요. 지금 화를 가라앉히고 문제를 해결하기 위해서 우리가 스트레스 극복 기술을 적용해 보는 건 어떨까요?"

[1] 몹시 화가 났을 때, 스트레스 극복 기술이 때로는 도움이 된다. 하지만 우선 수인 반응을 한 후에 스트레스 극복 기술에 관해 설명해야 효과적이라는 것을 염두에 둬야 한다.

C. 왜 화가 났는지 묻는다. "지금 굉장히 화가 많이 났군요. 무엇 때문인가요?"

[2] 이렇게 말하는 것도 도움이 될 수는 있지만, 그 사람의 화가 너무 심해서 생각을 하기가 힘든 상황이라면 상황을 더 악화시킬 수 있다. 이 경우는 우선 수인 반응이나 스트레스 극복 기술을 통해 감정을 가라앉힌 후에 화가 나는 이유를 돌아보도록 하는 것이 최선이다.

D. 그의 대인관계 패턴이 지금도 반복되고 있다는 것을 강조한다. "나한테 대단히 화가 났군요. 제가 이제 치료를 마쳐야 한다고 말한 것 때문인가요? 제가 거절하는

것으로 느끼셨나 봅니다"라고 말하여, 그가 반복하고 있는 대인관계 패턴을 강조한다.

[2] 이 방법은 장기적으로는 유용하지만, C에서의 논의와 같이 매우 화가 나 있는 사람은 자신을 돌아볼 능력이 없다. 먼저 수인 반응과 스트레스 극복 기술을 통해 진정하고 생각할 수 있는 여유를 가지도록 한다.

Dr. Lee의 지도감독을 계속 받으면서, Jeff가 자신의 감정을 보다 효과적으로 표현하고, 바람직하지 않은 행동을 줄이고, 화가 났을 때(주로 거절당할 것 같은 상황에서 두려움이 분노로 바뀐다) 자신의 마음을 돌아볼 수 있도록 계속 함께 작업한다. 한 달 간의 치료작업을 통하여, 당신과 Jeff는 그의 반복적인 패턴을 찾고 어떤 경우에 이 패턴이 작동하는지를 알게 된다. Jeff는 일시적으로나마 감정 조절이 안 될 때 폭음할 가능성을 줄이기 위해, 자기 집에서 술을 치우기로 한다.

6개월 후에, Jeff는 더 이상 화가 났을 때 싸움을 하거나 폭음하는 일이 없다. 그리고 직장에서 새 프로젝트를 맡아서 매우 바빠졌다. 그는 스포츠 클럽에도 가입했다. 그와 당신은 그의 바쁜 스케줄을 감안하여 격주로 만나는 것이 적당할 것 같다고 협의한다. 6개월간은 격주로, 그 후 6개월은 한 달에 한 번 만난다. Jeff는 같은 직장에서 계속 일하면서 데이트도 시작했다. 일 년 반의 치료 후에, 당신과 그는 이제 그가 많이 호전되었고 치료를 종결하는 것에 대해 동의한다.

사례 3: 표준 변증법적 행동치료를 한 후, 좋은 정신과적 관리로 이행하는 경우(Suzanne)

당신은 지역 건강센터에서 일하는 사례관리자이다. 당신은 응급실에 심한 약물 과다 복용으로 이틀 전에 입원한 Suzanne을 만나보라는 요청을 받았다. 그녀는 41세로 국가 보조 주택에서 고양이 두 마리와 살고 있다. 20대에 식료품 가게에서 일한 적이 있지만, 그 후로는 계속 장애 지원금으로 살아왔다. 당신은 병록지를 살펴보고, 그녀가 BPD 진단을 받았고, 3개월 전에 표준 DBT 프로그램에 참여했으며, 당시 훌륭하게 참여했다는 것을 알게 된다. 자살 시도로 일 년 동안 여러 번 입원했는데, 프로그램 참여하는 중에는 자살 시도를 하지 않았다. 그런데 3개월 전 프로그램을 마친 후부터 다시 심한 약물 과다복용으로 두 번 입원했다. 그녀는 일주일에 여러 번 코프 시럽을 과다복용했는데, 간 손상을 일으켜 문제가 심각하다. Suzanne은 직업을 갖거나 친구를 사귀지 못하고 고립되어 있었다. 어머니가 같은 건물에 살고 있지만, Suzanne이 약물 과다복용하는 것 때문에 관계가 매우 틀어졌고, 다른 입주민들과도 관계가 좋지 않았다. 당신이 Suzanne을 만났을 때, 그녀는 차분해져 있었다. 어머니와 싸운 후에 약물을 과다복용했다는 것과 그때 기분은 혼자 집에 앉아서 너무 외롭고 모든 게 악화되는 것 같이 느껴졌다고 이야기한다.

1. 당신이 Suzanne에 대해서 알게 된 것을 바탕으로, 그녀에게 효과적인 치료법은 무엇이라고 생각하는가?
   A. 그녀는 DBT 작업을 훌륭하게 해냈던 것 같다. 약물 과다복용을 멈추기 위한 스트레스 극복 기술을 계속 익히는 것이 도움이 될 것이다.
   B. Suzanne이 퇴원 후 재발한 것은, 일상에서의 네트워크가 부족했던 것 때문일 것이다. 직장과 친구 관계에 초점을 맞추어 작업하는 것이 도움이 될 것이다.
   C. Suzanne은 집중적인 특수치료인 표준 DBT를 이미 받았다. 더 이상의 치료는 의미가 없을 것이다.

선택지에 대한 논의

1=도움이 된다; 2=도움이 될 수도 있지만, 아닐 수도 있다; 3=도움이 되지 않거나 해롭다.

A. 그녀는 DBT 작업을 훌륭하게 해냈던 것 같다. 약물 과다복용을 멈추기 위한 스트레스 극복 기술을 계속 익히는 것이 도움이 될 것이다.

[2] 도움이 될 수 있다. 하지만 치료가 끝난 후에 또다시 비슷한 상황이 일어나지 않게 하기 위해서는 무엇이 변해야 하는지를 파악하는 것이 중요하다.

B. Suzanne이 퇴원 후 재발한 것은, 일상에서의 네트워크가 부족했던 것 때문일 것이다. 직장과 친구 관계에 초점을 맞추어 작업하는 것이 도움이 될 것이다.

[1] 그녀가 DBT에 매우 열심히 참여했지만, 직업이나 친구 관계를 만들고 유지하는 능력을 키우지 못했던 것 같다. 이러한 네트워크가 형성되면, 치료자와 치료가 끝난 후에도 재발을 줄일 수 있을 것이다. 그녀의 질환이 만성적이고 중한 것을 감안하면 '살 만한 가치가 있는 삶'을 만드는 데 시간이 더 필요할 것이다.

C. Suzanne은 집중적인 특수치료인 표준 DBT를 이미 받았다. 더 이상의 치료는 의미가 없을 것이다.

[3] 그녀는 DBT에 효과가 있었다. GPM 기반의 치료를 추가적으로 한다면 도움이 될 것이다. 특히 사회적 네트워크를 만들고 독립적으로 되기 위한 작업이 필요하다.

Suzanne은 당신에게, 자신이 DBT에서 배운 것과 무엇이 도움이 되었는지를 잘 설명한다. 그러나 그 프로그램이 끝났을 때, 자신이 예전과 똑같은 상태로 돌아갔다는 것을 깨달았다. 치료자와 그룹원이 없으니, 그녀에게는 어머니밖에 도와줄 사람이 없었다. 치료의 후반에 친구를 만들고 많은 사람들과 만나기 위한 목표를 세우고 작업했지만, 시간이 충분치 않았고, 치료가 끝난 후에는 더 이상 노력하지 않았다. Suzanne은 응급실에 실려 와서 당신에게 의뢰된 이후로는 약물을 과다복용하지 않았다. 그녀는 절망적인 목소리로, "당신이 날 도울 수 있을까 모르겠어요. 이전의 선생님도 훌륭한 분이었는데, 다시 원점으로 돌아왔잖아요."

2. 당신은 무엇이라고 대답할 것인가?

A. “그렇습니다. 정말 희망이 없습니다!”
B. “저와 함께 치료하는 것에 대한 장단점을 한번 적어보면 어떨까요?”
C. “저와 치료하는 것을 원하지 않더라도 괜찮습니다. 당신의 선택이니까요. 그렇지만 어머니와 관계에서 계속 어려움이 생기고, 약물 과다복용도 자주 하고 있지요. 당신이 치료를 원하지 않는다면 억지로 치료받도록 하고 싶지는 않습니다. 당신의 선택에 맡기겠습니다.”
D. “이해합니다. 이전 치료에서 열심히 노력했는데도, 그 후에 다시 힘들어졌기 때문에 또다시 새로운 치료를 시작한다는 것이 힘들 겁니다. 하지만 함께 치료하면 당신이 시작했던 것을 성취하는 데 도움이 될 것입니다.”

선택지에 대한 논의

1=도움이 된다; 2=도움이 될 수도 있지만, 아닐 수도 있다; 3=도움이 되지 않거나 해롭다.

A. “그렇습니다. 정말 희망이 없습니다!”
[2] 엉뚱한 대답을 하는 것은 GPM과 DBT의 전략 중 하나이다. 하지만 이 경우에는 이런 대답이 최선은 아닐 것 같다. Suzanne의 좌절감이 매우 심각하고 반복적이라면, 이런 엉뚱한 대답이 상황을 뒤집을 수도 있지만, 이 경우에는 간단한 수인 반응으로 충분할 것이다.
B. “저와 함께 치료하는 것에 대한 장단점을 한번 적어보면 어떨까요?”
[2] 장단점을 평가하는 것은 뭔가를 위해 노력하는 것을 평가하고 강화하는 데 도움이 된다. Suzanne은 DBT에 참여한 적이 있어서 장단점 평가하기에 익숙할 것이므로, 바로 시도해 볼 수 있다. 그러나 상황을 좀 더 살펴보지 않고, 장단점을 평가해보자고 바로 제안하는 것은 어색할 수 있다.
C. “저와 치료하는 것을 원하지 않더라도 괜찮습니다. 당신의 선택이니까요. 그렇지

만 어머니와 관계에서 계속 어려움이 생기고, 약물 과다복용도 자주 하고 있지요. 당신이 치료를 원하지 않는다면 억지로 치료받도록 하고 싶지는 않습니다. 당신의 선택에 맡기겠습니다."

[2] 이것은 '선택의 자유'를 강조하면서도 동시에 그 선택에 따른 부정적인 결과를 지적한다. 엉뚱한 대답하기와 마찬가지로 환자가 심각한 상황에 빠져 있을 때, 보다 효과적인 전략이다.

D. "이해합니다. 이전 치료에서 열심히 노력했는데도, 그 후에 다시 힘들어졌기 때문에 또다시 새로운 치료를 시작한다는 것이 힘들 겁니다. 하지만 함께 치료하면 당신이 시작했던 것을 성취하는 데 도움이 될 것입니다."

[1] 이 반응은 수용과 변화의 균형을 이루는 반응이다. Suzanne이 현명한 생각을 할 수 있도록 도울 수 있다. 만약 그녀가 점점 더 절망에 빠진다면, 이다음에 A와 C의 반응을 하는 것이 효과적일 것이다.

Suzanne은 일 년 동안 격주로 당신과 만나, 친구 관계를 만드는 것을 목표로 작업하기로 한다. 당신은 자원봉사 활동이나 직업과 같은 생산적인 활동을 하는 것도 권유한다. 안전계획을 세우고, 치료시간 외에 당신과 연락할 수 없다는 것과 응급 상황에는 긴급전화와 응급실을 이용할 것을 설명한다. Suzanne이 어머니와 다투면 약물 과다복용을 할 가능성이 크기 때문에 그녀의 어머니도 치료에 참여하도록 한다. 하지만 Suzanne은 "엄마는 안 할걸요. 엄마는 이런 게 그냥 헛짓하는 거로 생각해요"라며 어머니의 참여를 꺼린다. 한 달 동안, Suzanne은 열심히 참여한다. 당신은 그녀가 취업을 위한 이력서를 준비하는 것을 돕기 위해 따로 시간을 내서 만난다. 그녀는 애견 케어 센터에 파트타임으로 일한다. 근무 시간을 조정하여 장애 지원금도 계속 받을 수 있다. 당신은 그녀에게 참여할 수 있는 모임과 사회 네트워크를 확장할 방법을 찾아보도록 숙제를 낸다.

다음 치료시간에 그녀는 매우 힘들어 보인다. 며칠 전 어머니와 싸운 것이다. 어머니가 Suzanne의 일이 하찮고 그녀의 능력에 어울리지 않는다고 했다. Suzanne

은 어머니 집에서 폭발했고, 어머니도 화가 나서 며칠 동안 이뇨제를 복용하지 않아서 심장 질환이 악화되었고, 결국 지난밤 입원했다. Suzanne은 이 상황을 어떻게 할지 모르겠고, 죽고 싶다고 한다. 그녀는 "입원해야겠어요. 진짜 이번에는 죽고 말 것 같아요"라고 말한다.

3. 당신은 어떻게 할 것인가?
   A. 경찰을 불러서 그녀를 응급실로 이송한 후 정신과적 평가와 입원 치료를 받게 한다.
   B. 스트레스 극복 기술을 사용하도록 격려한 후, 입원하는 것이 가장 좋은 선택인지에 대해 '현명한 마음' 기술을 사용하도록 돕는다.
   C. 그녀에게 "입원이 최선이라고 생각하지 않아요. 그렇게 되면 당신이 정말로 좋아하는 당신 직업을 잃게 되고 우리 작업도 중단될 수밖에 없어요. 그런데 또 한편에서는 당신이 입원하지 않으면 약물 과다복용을 할까 봐 걱정되네요. 어떻게 하는 게 좋겠습니까?"라고 말한다.

선택지에 대한 논의

1=도움이 된다; 2=도움이 될 수도 있지만, 아닐 수도 있다; 3=도움이 되지 않거나 해롭다.

A. 경찰을 불러서 그녀를 응급실로 이송한 후 정신과적 평가와 입원 치료를 받게 한다.
   [2] 이 조치가 필요할 수도 있다. 그러나 입원 동안 '삶을 만드는' 작업을 할 수 없기 때문에 입원은 가능하면 피하는 것이 좋다.

B. 스트레스 극복 기술을 사용하도록 격려한 후, 입원하는 것이 가장 좋은 선택인지에 대해 '현명한 마음' 기술을 사용하도록 돕는다.
   [1] Suzanne의 현재 상황에서는 이것이 좋은 방법이다. 입원과 다른 선택지에 대

해 생산적인 논의를 할 수 있다.

C. 그녀에게 "입원이 최선이라고 생각하지 않아요. 그렇게 되면 당신이 정말로 좋아하는 당신 직업을 잃게 되고 우리 작업도 중단될 수밖에 없어요. 그런데 또 한편에서는 당신이 입원하지 않으면 약물 과다복용을 할까 봐 걱정되네요. 어떻게 하는 게 좋겠습니까?"라고 말한다.

[1] Suzanne이 생각할 수 있는 여유가 있다면, 이 딜레마를 설명하고 그녀가 좋은 선택을 하도록 하는 것이 좋은 방법이다. 그녀의 스트레스 정도가 심하다면, 우선 스트레스 극복 기술이나 감정조절 기술을 이용한 후에 이에 대해 논의하는 것이 도움이 될 것이다.

Suzanne은 심호흡과 점진적인 근육이완을 통해 흥분을 가라앉힌다. 그런 후에 입원에 대해 당신이 이야기한 딜레마에 대해서 이성적으로 생각할 수 있게 된다. 그녀는 직장을 잃고 싶지 않기 때문에 입원하지 않고 노력해 보기로 한다. 다음 치료시간까지 어떻게 스스로의 안전을 지킬 것인가에 관해 당신과 함께 문제 해결을 한다. Suzanne은 어머니를 치료에 참여시키는 것에 대해 여전히 달가워하지 않지만, 당신은 어머니와의 관계가 그녀의 자살 시도에 미치는 영향이 크기 때문에 어머니의 치료 참여가 중요하다고 강조한다.

어머니가 퇴원하고, 당신과 Suzanne은 어떻게 어머니와 만나 이야기할지를 상의한다. 당신은 어머니에게 BPD에 대한 심리교육을 하고 Suzanne과 어떤 작업을 하고 있는지 설명하고, 어머니의 우려와 궁금증에 대해서 듣고 설명할 계획이다. 어머니는 다음 치료시간에 Suzanne과 함께 오기로 한다. 처음에는 경계하고 Suzanne에 대해서 비난조로 이야기했으나, 당신이 수인 반응을 보이자 이내 마음을 열기 시작한다. 당신은 종종 Suzanne과 어머니를 치료시간에 함께 만나고, Suzanne은 어머니와의 관계를 개선하기 위해 DBT에서 배운 기술을 적용한다. 그녀는 애견 케어 센터에서 계속 일하고, 크리켓 클럽에서 몇 명의 친구를 사귄다. 6개월 후에는 그녀의 일과 사회생활이 바빠졌기 때문에 한 달에 한 번으로 치료 빈도를 줄인다. 치료 1년째 즈음, Suzanne은 직장 외에 유기견 보호센터에서 자원봉사도 시작했고, 당신과 함께 치료를 종결하기로 한다.

사례 4: 약물 치료 관리(Kiran)

Kiran은 변호사 사무실에서 응대 사무원으로 일하고 있는 20세의 여성이다. 그녀는 응급실로부터 3개월간의 DBT 기술 그룹에 의뢰되었다. 응급실 의사는 Kiran이 전에 BPD 치료를 받은 적이 없기 때문에, 일반적인 치료로도 임상 경과를 호전시키고 그녀의 기능을 향상시킬 수 있다고 보았다. 당신은 일반의로서 그녀가 그룹치료를 하는 동안 격주로 만나 치료하기로 한다. 당신은 최근에 GPM에 대해 익혔는데, 이것을 Kiran의 치료에 적용해 보려고 한다.

첫 면담에서 당신은 Kiran이 BPD 외에도 사회 불안증이 공존하고 있다는 것을 알게 된다. 그룹에 참여하는 것에 대해 매우 두려워해서, 처방된 약보다 더 많은 약을 먹고 있었다. 그녀는 quetiapine과 lorazepam을 복용 중이다. 그녀는 당신에게 약을 처방해달라고 한다.

1. 당신은 어떻게 반응하겠는가?
   A. Quetiapine과 lorazepam은 사회 불안증에 효과적이지 않으니, 그 약을 중단하고 SSRI를 복용해야 한다고 말한다.
   B. 약물 치료는 BPD에 효과적이지 않으니, 그녀가 복용 중인 약을 천천히 중단하자고 설명한다.
   C. 현재 약물이 얼마나 효과가 있는지 물어본다. BPD에 대해서 그리고 BPD의 약물 치료 효과에 대해 심리교육을 제공한다. 또한, 구체적인 증상과 동반질환의 치료에 대해서, 치료 효과의 모니터링이 중요하다는 것에 대해서 심리교육을 한다.

선택지에 대한 논의

1=도움이 된다; 2=도움이 될 수도 있지만, 아닐 수도 있다; 3=도움이 되지 않거나 해롭다.

A. Quetiapine과 lorazepam은 사회 불안증에 효과적이지 않으니, 그 약을 중단하고 SSRI를 복용해야 한다고 말한다.

[2] 이 말은 사실이다. 그러나 Kiran이 약을 복용하면서 어땠는지, 어떤 것이 효과적이었고, 또 어떤 것이 효과적이지 않았는지를 알아보는 것이 중요하다. 궁금함을 보이고 협력적인 접근을 통해, 보다 생산적인 약물 치료 관리가 가능할 것이다.

B. 약물 치료는 BPD에 효과적이지 않으니, 그녀가 복용 중인 약을 천천히 중단하자고 설명한다.

[2] 이렇게 하는 것이 필요할 수 있다. 그러나 지금 상황은 좀 더 미묘하다. 동반질환이 약물 치료를 통해 호전될 수 있다는 것, 하지만 BPD의 증상에는 효과가 제한적이라는 것에 대해 Kiran이 이해해야 한다.

C. 현재 약물이 얼마나 효과가 있는지 물어본다. BPD에 대해서 그리고 BPD의 약물 치료 효과에 대해 심리교육을 제공한다. 또한, 구체적인 증상과 동반질환의 치료에 대해서, 치료 효과의 모니터링이 중요하다는 것에 대해서 심리교육을 한다.

[1] 처음부터 이렇게 자세하게 논의를 하는 것이 장기적으로 그녀가 불필요한 여러 약을 복용하지 않도록 하는 데 도움이 될 것이다.

당신은 Kiran에게 BPD를 치료하는 약은 없다는 것과 그녀가 참여하는 그룹이 약보다 더 효과적이라고 이야기한다. 또한, 사회 불안증과 같은 다른 증상을 치료하면, 그녀가 그룹에서 많은 도움을 받을 수 있다고 말한다. 당신은 지금 약물이 도움이 된다고 느끼는지 묻는다. 그녀는 quetiapine의 효과는 모르겠지만, lorazepam은 불안할 때 일시적으로 도움이 된다고 한다. 당신은 lorazepam이 어떻게 도움이 되는지를 설명하고 그것이 장기적으로는 효과가 없다는 것을 설명한다. Kiran의 사회 불안증에 SSRI가 도움이 될 것이라고 설명하고 그녀는 동의한다. SSRI를 처방하기 전에 quetiapine을 중단하고, lorazepam은 천천히 줄이기로 한다. SSRI가 효과가 있는지 모니터링하는 것이 중요하다는 것과 SSRI 복용 후 2주부터 효과가 나기 시작해서 4~6주가 되어야 그 효과를 가늠할 수 있다는 것을 설명한다.

약물 관리를 위해 당신과 Kiran이 계속 만나고 그룹치료에 참여하면서, 그녀는 약물 과다복용과 자해가 더 이상 없다. Quetiapine은 중단하고 lorazepam은 천천히 줄이고 있다. 그녀는 SSRI가 사회 불안증에 효과가 있다고 느끼고, 당신과 그녀는 약의 효과를 모니터링한다: 그녀는 모임에서 낯선 사람과도 말을 할 수 있고, 직장에서 상사에게 필요한 말을 할 수 있으며, 다른 사람들이 있을 때도 공중 화장실에 들어갈 수 있다.

Kiran은 당신과의 치료시간에 자신에 대해서 '카멜레온' 같다고 표현하고, 자신이 누구인지 잘 모르겠고, 상황에 따라서 전혀 다른 사람이 된다고 말한다. 또한, 자신의 직업에 대해 만족할 수 없지만, 어떻게 해야 할지 모르겠다고 한다.

2. 당신은 어떤 이야기를 할 것인가?

A. 이러한 주제는 DBT 기술 그룹에서 각자의 가치를 찾기라는 주제로 다루는 것이다. 그러므로 당신은 약물 관리에만 초점을 맞추는 것이 좋다.

B. Kiran이 관심을 보인다면, 자서전 쓰기를 숙제로 내주고 치료시간에 그것으로 작업을 할 수 있을 것이다.

C. 치료자 사이의 분열을 방지하기 위해서 당신은 약물 관리만 관여한다.

D. Kiran이 자신의 목표를 세우고 가치관을 찾도록 돕는다.

선택지에 대한 논의

1=도움이 된다; 2=도움이 될 수도 있지만, 아닐 수도 있다; 3=도움이 되지 않거나 해

롭다.

A. 이러한 주제는 DBT 기술 그룹에서 각자의 가치를 찾기라는 주제로 다루는 것이다. 그러므로 당신은 약물 관리에만 초점을 맞추는 것이 좋다.

[2] Kiran의 자기감sense of self에 대한 어려움은 DBT에서 다루겠지만, 추가적으로 개별적인 지도를 하는 것이 도움이 될 것이다.

B. Kiran이 관심을 보인다면, 자서전 쓰기를 숙제로 내주고 치료시간에 그것으로 작업을 할 수 있을 것이다.

[1] 자서전을 쓰면 일관된 자신의 서사를 개발하는 데 도움이 된다. 당신과 Kiran, 그룹치료 지도자가 함께 자서전을 쓰는 것이 Kiran의 그룹치료 진행 상황과 상충되는 것이 있는지 논의해 보는 것도 좋을 것이다.

C. 치료자 사이의 분열을 방지하기 위해서 당신은 약물 관리만 관여한다.

[3] 당신과 Kiran, 그룹 지도자가 터놓고 소통을 한다면, 그룹치료와 상충되지 않는 한, 당신이 치료적 과제를 수행하는 것이 문제가 되지 않을 것이다.

D. Kiran이 자신의 목표를 세우고 가치관을 찾도록 돕는다.

[1] 자서전 쓰기와 마찬가지로, Kiran이 자신의 목표와 가치관을 찾도록 하는 작업을 통해서 정체성 확립의 방향성을 제시할 수 있을 것이다.

Kiran은 DBT 그룹에서 자신의 목표와 가치관을 찾기 위한 작업을 충분히 했다고 느끼지만, 자서전을 쓰는 것에 관심을 보인다. 당신은 그녀가 기술 그룹의 숙제도 완수하고, 추가로 자서전 쓰기 숙제를 해야 한다는 것을 명확히 했고, 그녀는 여전히 의욕이 있다. 다음 약 처방하는 날, 당신은 Kiran에게 가계도를 그리고 설명해달라고 한다. 그다음 진료에서는 인생의 타임라인을 그리고 설명해달라고 한다. Kiran은 타임라인을 그리는 것이 정말 도움이 되었고, 자신에 대해 이해할 수 있게 해주었다고 말한다.

그룹치료가 종결되었을 때, Kiran은 자신의 삶에 대해, 보다 자세한 자서전을 쓰고 싶어 한다. 당신은 그룹치료종결 후에 계속 그녀와 진료를 할 수가 없어서, 그녀가 자서전을 가족과 친구들과 공유하는 것을 제안한다. 당신은 그녀의 치료를 종결하고, 그녀의 가정 주치의에게 약물 처방을 인계한다. 일 년 후, Kiran은 당신에게 감사 편지를 보내, 잘 지내고 있고 준법률가가 되기 위해 공부하고 있다는 소식을 전한다.

제8장

결론

Anne K.I. Sonley, J.D., M.D., FRCPC
Lois W. Choi-Kain, M.D., M.Ed.

이 매뉴얼은 좋은 정신과적 관리(GPM)를 기반으로 변증법적 행동치료(DBT)의 원칙을 통합하여, 경계선 성격장애(BPD)의 근거기반 치료를 확장하기 위한 것이다. GPM은 유연하고, 최소한의 훈련을 요하며, 일반치료자들도 쉽게 배우고 사용할 수 있는 접근법이다. DBT는 BPD 치료법으로 가장 많이 연구되었고 북미와 전 세계적으로 가장 널리 알려진 치료법이다. DBT 훈련을 받은 특수치료자가 아니더라도 DBT가 무엇인지, 언제 DBT가 필요한지 이해하고, DBP 전략 중에 필요한 것을 선택할 수 있다면, 모든 정신건강 전문가들에게 도움이 될 것이다. 우리의 희망은 이 매뉴얼이 일반 정신건강 전문가들에게 GPM과 DBT가 무엇인지 간략한 개관을 설명하고, DBT 원칙과 함께 GPM을 적용하는 지침을 제공하는 것이다.

정신건강 전문가들이 BPD 환자를 치료할 때 중요한 점을 세 가지로 요약할 수 있는데, 그 질환에 대한 심리교육을 제공하고, '살 가치가 있는 삶'을 만든다는 치료 목표를 세우고, 환자의 감정과 생각, 행동 사이의 연관성을 이해하도록 돕는 것이다. DBT와 GPM 모두, 치료자가 환자에게 BPD의 진단을 공개할 것을 권한다. BPD의 병인과 치료, 예후에 대한 심리교육은 그 자체로 BPD 환자의 증상 호전에 도움이 된다(Zanarini와 Frankenburg 2008, Zanarini 등 2018). GPM은 BPD의 병인에 대해서, 대인관계에서 타고난 예민함을 보이는 경우, 거절과 적대적인 대인관계 사건을 더 많이 겪게 되고, 이에 BPD 증상(예: 자해, 분노, 물질남용, 충동 행동, 자살 행동)들이 발생하게 된다고 가정한다. DBT는 BPD 환자들이 강렬한 감정을 느끼도록 타고난 데다가, 그들의 감정이 반복적인 비수인 반응에 노출되고, 감정을 조절할 기술이 부족할 때 BPD 증상이 발현된다고 생각한다. BPD의 병인에 관한 이 두 이론은 상보적이며, 환자가 자신의 증상을 이해하고 조절하기 위한 도구를 확충하는 데 도움이 된다.

DBT와 GPM은 둘 다 BPD 치료에서의 주된 목표가 환자가 살 가치가 있는 삶을 만들기 위해 치료자와 협업하는 것이라고 강조한다. 자해, 물질남용, 병적인 식이 행동과 다른 문제행동을 멈추는 것은 살 가치가 있는 삶을 만드는 데 중요한 단계이다. 치료자가 환자를 한 번만 만나든, 장기적으로 치료하든지, 살 가치가 있는 삶을 만들기 위해 환자와 협업하는 데에 초점을 맞추어야 한다.

치료목표를 세운 후, 모든 BPD의 효과적인 치료에서 핵심 전략은 환자의 현재 삶의 사건과 그들의 감정, 생각, 행동 사이의 연관성을 이해하도록 돕는 것이다. DBT와 GPM 모두, 자해와 충동 행동을 그들이 감정적인 고통과 대인관계에서 거절을 경험할 때 대처하는 기전으로 이해한다. 치료자는 환자가 자해나 충동 행동에 이르는 반복적인 패턴을 찾고 그런 행동의 기능을 파악하기 위해 환자와 협업하는 것이 중요하다. 연쇄 분석은 이런 연결점을 찾는 데 유용한 전략일 수 있다. 환자가 스트레스 상황에서 사용할 수 있는 대안적인 대처 전략의 계획을 세우는 것이 필요하다. 일반적으로 매일의 일상에서 일어나는 문제들은 DBT와 GPM 치료시간의 주요 초점이 된다. 치료자들은 치료시간에 적극적인 참여자로서 행동하며 환자의 협업을 북돋운다.

DBT와 GPM은 치료자가 BPD의 치료를 위해 '무엇을' 하는가(심리교육, 협업하여 목표 세우기, 감정-생각-행동의 연결점을 찾기)에 대한 지침뿐만 아니라, '어떻게' 치료하는가에 대한 지침도 제공한다. BPD 환자를 치료할 때 치료자는 자신의 사고 과정에 대해 개방적이고 직접적이어야 한다. 대부분의 BPD 환자들이 어린 시절에 비수인적이고 외상적인 경험이 많기 때문에, 치료자를 비롯한 다른 사람을 신뢰하지 못한다. 치료자가 자신의 생각에 대해 개방적이고 직접적일 때, 환자와의 신뢰를 쌓을 수 있다. 환자의 감정에 수인적으로 반응하는 것은 환자의 감정조절 장애를 줄이고 신뢰를 쌓는 또 다른 방법이다. GPM과 DBT 모두, 치료자가 제한된 범위 안에서 자기표현self-disclosure을 하는 것이 치료적으로 유용하고, 환자가 절망에 빠져 있을 때, 엉뚱하고 유머러스한 반응이 환자의 상황을 부드럽게 흔들 수 있다고 강조한다.

GPM과 DBT에서 '어떻게' BPD를 치료하는가에 대한 또 다른 공통 지침은 구조적인 접근을 이용하는 것이다. 치료자가 BPD 환자와 치료를 시작할 때, 첫 만남에서 치료의 기간과 빈도를 상의하는 것이 필요하고, 치료는 도움이 될 때만 지속한다는 것을 명시한다. 치료 계약은 치료자와 환자의 기대를 요약하고 치료의 지침이 된다. 치료자나 환자가 치료의 틀을 벗어나는 경우가 있는데, 이때 치료의 틀은 이런 이탈에 대해 논의하고 치료를 다시 틀 안으로 되돌리도록 돕는다. 일관된 구조적 접근은 치료자와 환자 모두에게 치료 전반에 관한 일관성과 예측 가능성을 제공한다.

DBT와 GPM은 모두 치료시간 외의 환자와 연락에 관한 지침을 제공한다. 치료시간 외 연락을 통해, 환자가 위기 상황에 대처하는 새로운 방법을 찾을 수 있도록 돕는다. GPM에서는 치료시간 외 연락은 치료자가 가능해야 하며, 이에 대해 미리 환자와 상의를 해야 한다고 권고한다. 환자에게, 자살을 예방하는 주된 방법을 치료자에게 의지하는 것은 바람직하지 않다고 강조하는 것이 중요하다. 치료 외 연락을 남용하는 경우는 드문데, 만약 그런다면, 이에 대해 다음 치료시간에 다루어야 한다.

표준 DBT는 그룹치료가 포함되고, GPM은 모든 그룹치료(DBT 기술 그룹, 대인관계 그룹, 지지 그룹, 알코올 혹은 마약 회복그룹 등)에 참여하는 것을 장려한다. 환자가 그룹치료에 참여하거나 여러 치료에 참여할 때, 모든 치료자들 간에 의사소통을 유지하는 것이 중요하다. 만약 환자가 한 치료자에게 실망한다면, 그것을 수용하고 환자의 감정 중에 타당한 것으로 수인해야 한다. 다른 치료자를 비방하는 것은 안된다. 치료자들 간의 의사소통에 환자가 참여하여 투명하게 하고, 환자 스스로 자신의 입장을 설명하도록 하는 것도 도움이 된다. 마지막으로 치료자들 간의 매주 지지 모임을 갖는 것은 DBT에서 중요한 부분이고, 치료자가 지도감독을 받는 것은 GPM에서도 매우 장려한다.

DBT와 GPM의 BPD 치료 접근법에서 많은 공통점이 있지만, 각각의 치료법만의 독특한 전략도 있다. 이 매뉴얼에 소개된 DBT의 전략은 변증법적 태도(수용과 변화), 전념 전략, 치료방해 행동에 대한 대처법, 일기장과 의제 설정, 10가지 핵심 DBT 기술이다. GPM의 전략은 치료 효과 시간표, 동반질환의 치료, 약물 치료, 가족의 치료 참여, 대인관계 역동에 초점 맞추기, 자서전 쓰기, 기능에 초점 맞추기이다.

우리는 이 지침이 BPD 환자를 평가하고 치료하는 가정의, 사회복지사, 정신치료자, 정신과 전문의, 정신과 수련의, 임상심리사, 정신 간호사를 포함한 모든 일반 정신건강 전문가들에게 도움이 되기를 바란다. 추가적인 GPM 훈련에 대해 관심이 있다면, 하버드 의과 대학에서 제공하는 무료 온라인 교육을 이용할 수 있다(부록 E를 보라). 우리는 독자들이 GPM과 DBT를 적용하면서 무엇이 효과적인지, 또 추가적인 유용한 도구와 지침에 대한 피드백을 주기를 기다린다. 우리는 이 매뉴얼을 통하여 치료자들이 BPD로부터 고통받는 많은 환자들과 생산적이고 의미 있는 관계를 맺는데 도움이 될 것이라고 믿는다. 당신은 많은 환자들이 자신의 삶을 바꿀 수 있도록 도울 수 있다. John Gunderson이 한 말, "여러분이 특수치료자가 되거나, 자신을 희생해서 헌신하거나, '충분히 좋은' 것 이상으로 할 필요는 없습니다. 그러나 여러분은 따뜻하고 신뢰할 수 있고, 관심을 가지고, 용기를 내야 합니다"(Gunderson과 Links 2014, pp. 3-4)로 끝을 맺는다.

참고문헌

Gunderson JG, Links P: Handbook of Good Psychiatric Management for Borderline Personality Disorder. Washington, DC, American Psychiatric Publishing, 2014

Zanarini MC, Frankenburg FR: A preliminary, randomized trial of psychoeducation for women with borderline personality disorder. J Pers Disord 22(3):284–90, 2008

Zanarini MC, Conkey LC, Temes CM, Fitzmaurice G: Randomized controlled trial of web-based psychoeducation for women with borderline personality disorder. J Clin Psychiatry 79(3), 2018

Common Values

부록 A

공통의 가치

DBT와 GPM은 모두, 환자가 무엇이 살 가치가 있는 삶을 만드는지에 대해 그들의 목표와 가치를 찾도록 한다. 그러나 BPD 증상 중의 하나인 '불안정한 자기감'으로 인해, 환자들은 자신의 가치를 찾는 것에 어려움을 느낀다. 때로는 환자에게 공통의 가치 목록을 제공하고 자신에게 중요한 순으로 순서를 매겨보도록 하는 것이 도움이 된다.

Schwartz(1992, 2012)는 환자들이 자신의 가치를 찾는 데 도움이 되는, 모든 사람에게 공통되는 가치들의 목록을 만들었는데, 다음과 같다.

- 주도적이고 독립적인 삶
- 창의성
- 탐험
- 호기심
- 사생활
- 새로운 경험과 흥분
- 즐거움과 쾌감
- 사회적 인정과 명성
- 신뢰성
- 통합
- 전통의 고수
- 관계 맺기
- 보다 큰 지역사회에 공헌하기
- 다른 사람의 관점과 경험을 이해하는 데 개방적임
- 성취와 성공
- 힘을 갖고 다른 사람에게 영향을 미침
- 부유함
- 자기 발전을 위해 노력하기

- 안전과 안정
- 건강
- 청결
- 예의 바름
- 절제
- 영성
- 그룹을 위해 헌신하기
- 다른 사람을 돕고 돌보기
- 사회 정의와 평등을 위해 노력하기
- 자연과 환경을 돌보기

참고문헌

Schwartz SH: Universals in the content and structure of values: theory and empirical tests in 20 countries, in Advances in Experimental Social Psychology, Vol 25. Edited by Zanna M. New York, Academic Press, 1992, pp 1–65

Schwartz SH: An overview of the Schwartz theory of basic values. Online Readings in Psychology and Culture 2(1), 2012

Sample Treatment Agreement

부록 B

치료 동의서 예시

환자 동의서

나는 6개월간 이 치료에 전념하겠습니다. 매주 1회, 50분간 치료시간을 갖고, 치료시간에 늦지 않도록 하겠습니다. 치료에 참석하지 못할 경우, 2주 전까지는 미리 취소하겠습니다. 만약 2주 전까지 미리 알리지 않고 치료시간에 결석할 경우에는 20$를 지불하겠습니다. 네 번의 세션을 연속해서 결석할 경우에는 치료에서 탈락할 것입니다. 치료 중에 자살하지 않을 것이고 치료자의 지침을 따를 것이며, 자살 충동이 강해지면 이를 알릴 것입니다. 위기 상황에서나, 내가 치료에서 탈락할 위험이 있는 경우, 위기 계획에 포함된 지인들에게 치료자가 연락하는 것에 동의합니다. 치료에 전념할 수 있도록, 나의 BMI를 18 이상으로 유지하고, 약이나 술에 취한 상태로 치료에 오지 않기로 약속합니다. 치료를 시작하고 3개월 후까지 직업, 학업이나 자원봉사를 시작하는 것에 동의합니다.

치료자 동의서

월요일부터 금요일, 오전 9시부터 오후 5시까지는 저에게 전화나 이메일로 연락하는 것이 가능합니다. 이 시간 외에는 우리가 작성한 위기 계획에 따라주십시오. 나는 다른 치료자들이나 당신의 가족들과 소통할 때 가능한 당신을 포함할 것을 약속합니다.

____________________________ ____________

환자 서명 날짜

____________________________ ____________

치료자 서명 날짜

부록 C

위기 계획 예시

기본 정보

과거 자살 시도	2008년 Quetiapine 20정 과다복용, 2017년 Tylenol 한 병 과다복용으로 ICU에 입원함.
자해	매일 손목에 가벼운 상처를 냄(의학적 처치는 불필요).
공통적인 촉발인자	연인과의 이별, 거절감.
경고 신호	수업에 결석, 음주량 증가.
강화 요소	전 남자친구가 병원을 방문하여 면회함.
자해를 참는 이유	상처, 예전에 남자친구가 싫어했기 때문에.
자살을 참는 이유	할머니가 상처받는 게 싫다.
사는 이유	언젠가 좋아지지 않을까? 학위를 따기 위해.
현재 약물 치료	Sertraline 200mg/day를 매달 처방함.
비상 연락처	어머니 전화번호 000-0000-0000. 여동생 전화번호 000-0000-0000.

스트레스 극복 계획

1단계: 자신만의 스트레스 극복 전략을 만든다.
얼음 마사지, 격렬한 운동, 심호흡, 주의 분산하기(예: 재미있는 영화 보기, 고양이와 놀아 주기, 강아지 산책시키기, 퍼즐 맞추기, 요가 하기, 목욕하기, 팝콘 먹기)

2단계: 지지적인 지인에게 연락하기
도움이 되는 사람: 친구 Sarah 000-0000-0000, 친구 Erin 000-0000-0000
도움이 안되는 사람: 엄마 혹은 여동생

3단계: 주치의에게 연락하기
전화번호: 000-0000-0000 혹은 이메일 clinician@clinician.com

4단계: 위기 상담 전화를 이용하기
전화번호: 000-0000-0000

5단계: 응급실 방문
주소: 000 병원, 123 병원로

Sample Diary Card

부록 D

일기장 예시

일기장은 환자가 지난 한주 어떻게 지냈는지 한눈에 볼 수 있도록 한다. 환자들은 매일 자신의 행동을 모니터해야 한다. 일기장은 각각 환자에게 맞추어 행동을 모니터할 수 있도록 개별화될 필요가 있다.

일기장 샘플

요일	월	화	수	목	금	토	일
날짜							
자해(충동) 0-5							
자해(행동)							
자살사고(충동) 0-5							
자살사고(행동)							
음주(충동) 0-5							
음주(행동)							
약물(충동) 0-5							
약물(행동)							
처방약의 남용(충동) 0-5							
처방약의 남용(행동)							
폭식(충동) 0-5							
폭식(행동)							
슬픔 0-5							
두려움 0-5							
분노 0-5							
수치심 0-5							
기쁨 0-5							

환자가 작성한 일기장 샘플

요일	월	화	수	목	금	토	일
날짜	8/10	8/11	8/12	8/13	8/14	8/15	8/16
자해(충동) 0-5	1	2	2	3	2	5	5
자해(행동)	0	0	0	0	0	X	0
자살사고(충동) 0-5	0	0	0	3	0	5	4
자살사고(행동)	0	0	0	0	0	0	0
음주(충동) 0-5	0	0	0	3	3	5	2
음주(행동)	0	0	0	0	X	X	0
약물(충동) 0-5	0	0	0	2	3	5	2
약물(행동)	0	0	0	0	X	X	0
처방약의 남용(충동) 0-5	0	0	0	0	0	0	0
처방약의 남용(행동)	0	0	0	0	0	0	0
폭식(충동) 0-5	3	3	5	5	5	5	2
폭식(행동)	0	0	X	X	X	X	0
슬픔 0-5	2	1	1	2	4	5	3
두려움 0-5	2	4	3	3	2	5	4
분노 0-5	3	2	2	1	3	5	3
수치심 0-5	3	3	3	3	4	5	5
기쁨 0-5	4	0	0	0	0	0	0

부록 E

좋은 정신과적 관리 무료 온라인 훈련

McLean병원의 Gunderson 성격장애 연구소는 Harvard Medical School Continuing Medical Education(HMS CME) Online(http://hms.harvard.edu/BPD)을 통해 좋은 정신과적 관리(GPM)에 대한 지속적인 교육을 제공하고 있다. 경험적으로 증명된 치료인 GPM은 경계선 성격장애 환자의 치료에서 변증법적 행동치료의 효과와 대등하다는 것이 증명되었다(McMain 등 2009). 이 온라인 교육(2022년까지 무료)은 정신건강 전문가와 일차 의료인이 BPD 환자들을 치료하는 데 필요한 능력을 갖추도록 돕는다.

강의와 사례 발표, 결정 시점에 대한 상호의견 교환을 통해, 이 과정은 실용적이고, 상식적이며, 유연한 치료전략을 제공한다. 선제적 협업자가 되기 위해, 환자의 신뢰와 동기를 촉진하는 기법과 개입을 설명한다. 자살과 자해 관리에 있어서 가장 힘든 문제들을(치료시간 외 위기상황, 도움 요청으로서 위협, 지나친 응급실 이용과 입원) 다루는 지침도 제공된다. 추가적으로, 정신과 의사들이 언제, 어떻게 그룹이나 가족의 참여, 또한 다른 정신치료들을 통합하는지도 설명한다.

참고문헌

McMain SF, Links PS, Gnam WH, et al: A randomized trial of dialectical behavior therapy versus general psychiatric management for borderline personality disorder. Am J Psychiatry 166(12):1365–1374, 2009

Index

찾아보기

한글

(ㄱ)

(ㄴ)

(ㄷ)

(ㅁ)

(ㅂ)

(ㅅ)

(ㅇ)

(ㅈ)

(ㅊ)

(ㅌ)

(ㅍ)

(ㅎ)

영문

(A)

(B)

(C)

(D)

(E)

(F)

(G)

(I)

(M)

(N)

(P)

(R)

(S)

(T)

(V)

역자 소개

Anne K.I. Sonley, J.D., M.D., FRCPC
Toronto 대학 강사
중독 및 정신건강 센터(Canada, Ontario, Toronto)의 경계선 성격장애 클리닉 정신과 의사

Lois W. Choi-Kain, M.D., M.Ed.
Gunderson 성격장애 연구소(Massachusetts, Belmont) 감독
Harvard 의과대학(Massachusetts, Boston) 정신과 조교수

저자 소개

이창훈
정신분석가, 정신과 전문의

현) 이창훈정신건강의학과 원장
현) 한국정신분석학회 심층정신치료 고급과정
국제정신분석학회 정회원
대한신경정신의학회 정회원
대구가톨릭의대 졸업
국립서울병원(국립정신건강센터) 수련

좋은 정신과적 관리와 변증법적 행동치료의 통합

통합을 위한 임상 가이드

초판인쇄	2022년 4월 8일
초판발행	2022년 4월 15일
지 은 이	Anne K.I. Sonley, J.D., M.D., FRCPC Lois W. Choi-Kain, M.D., M.Ed.
옮 긴 이	이창훈
펴 낸 이	소정영
펴 낸 곳	하나醫學社
출판신고	제25100-2013-000061호(1988. 4. 1.)
주 소	서울특별시 서대문구 거북골로 7-7(홍은동) 하나빌딩 1층
전화번호	(02)730-2555, 2556
팩 스	(02)730-2557
홈페이지	www.hanampc.co.kr
이 메 일	hanampc1@naver.com

값 23,000원

ISBN 979-11-91658-11-8 93510